重症医学科医院感染与防控技术流程

孔 立 周 蕾 孟宪卿 主 编

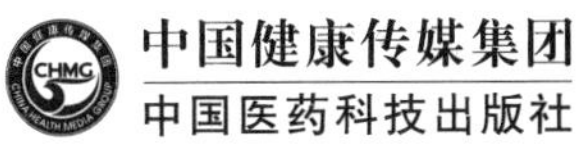

内容提要

本书主要阐述了重症医学科（ICU）医院感染预防与控制的基本要求、医务人员管理、患者及家属管理、医院感染的监测、器械相关感染的预防和控制措施、手术部位感染预防与控制措施、手卫生管理、环境清洁消毒方法与要求等。另提供了实用的重症医学科感控流程、疫情防控应知应会等内容。本书从ICU医院感染相关制度建立，到执行流程、防控措施、调查表、监测表等，均给出了模板，方便各级ICU规范化医院感染防控技术的执行。

图书在版编目（CIP）数据

重症医学科医院感染与防控技术流程 / 孔立，周蕾，孟宪卿主编 . —北京：中国医药科技出版社，2024.1

ISBN 978-7-5214-4441-4

Ⅰ. ①重… Ⅱ. ①孔… ②周… ③孟… Ⅲ. ①医院—险症—感染—预防（卫生）②医院—险症—感染—控制 Ⅳ. ① R459.7 ② R197.323

中国国家版本馆 CIP 数据核字（2024）第 001662 号

美术编辑 陈君杞
版式设计 南博文化

出版 **中国健康传媒集团** | 中国医药科技出版社
地址 北京市海淀区文慧园北路甲 22 号
邮编 100082
电话 发行：010-62227427 邮购：010-62236938
网址 www.cmstp.com
规格 880 × 1230mm 1/32
印张 10 1/4
字数 263 千字
版次 2024 年 1 月第 1 版
印次 2024 年 1 月第 1 次印刷
印刷 北京京华铭诚工贸有限公司
经销 全国各地新华书店
书号 ISBN 978-7-5214-4441-4
定价 49.00 元

获取新书信息、投稿、为图书纠错，请扫码联系我们。

编委会

主　编： 孔立　周蕾　孟宪卿

副主编： 赵浩　仇先明　李文强　刘阳　李国臣　巴特金

编　委： 任玉莲　张富祥　王全珍　张玉可　张飞虎　郝浩　田正云　谢娜　刘阳　刘委宏　汪磊　陈清峰　王晓越　冯海霞　胡燕　纪晓　任英莉

前 言

Preface

重症医学（critical care medicine，CCM）是研究各种危及生命的病理生理状态的发生、发展规律及其诊治方法的临床医学学科。重症医学科（intensive care unit，ICU）是重症医学的临床基地，它对因各种原因导致一个或多个器官与系统功能障碍、危及生命或具有潜在高危因素的患者，及时应用系统、连续、高质量的医学监护和诊疗技术进行综合救治，是医院集中监护和救治重症患者、应对重大突发公共卫生事件重症救治的专业科室。

ICU的发展无疑对挽救危重症患者的生命起到了不可替代的作用，但ICU的专业特点决定了它是一个感染危险因素高度集中的场所。众多医院感染高危因素的聚集存在使得ICU患者发生医院感染的概率显著增加。ICU的患者虽然只占整个住院患者极小的比例，但ICU医院感染病例数却占总医院感染病例数的20%以上。文献报道，ICU医院感染发病率高达10%~40%，而各类住院患者总体医院感染发病率仅为3.92%~10%。ICU患者不仅医院感染发病率较高，发生医院感染患者的病死率也高达10%~20%，显著高于无医院感染者。另外，医院感染还造成巨大的经济损失和医疗资源的浪费。国外多项研究结果显示，综合性医院每例医院感染增加的额外医疗费用为2132~15018美元，每例医院内血流感染造成的患者住院费用平均增加2604~22414美元，每例医院内泌尿系感染造成的直接经济损失为788~18717美元。国内研究也显示，平均每例医院感染患者增加住院费用26493~110502元。因此，ICU必定是医院感染的重点防控部门。有效的医院感染防控，既可以保障患者和医务人员的安全，同时还可以避免医疗资源的浪费。

另一项调查显示我国的ICU在建设布局、人员管理等方面仍存在一些不合理设置的方面。2016年，原国家卫生专业委员会颁布了《重症监护病房医院感染预防与控制规范》，明确规定了医院重症监护病房医院感染预防与控制的各项要求，规范了各级综合医院开展重症监护病房诊疗活动中预防感染的工作准则，填补了国内重症监护病房医院感染防控工作无标准可依的空白。另外，在2009年发布的《重症医学科建设与管理指南（试行）》基础上，2020年国家卫生健康委员会医政医管局出台了《重症医学科建设与管理指南（2020版）》，对重症医学科设置及规范化管理提出了具体的要求，针对重症医学科院内感染预防与控制提出了建设意见。而重症医学科医院感染预防与控制亟须技术流程，本书即从重症医学科医院感染管理、医院感染与预防控制的基本要求、医务人员管理、患者及家属管理、医院感染的监测、器械相关感染的预防和控制措施、手术部位感染预防与控制措施、手卫生管理等方面，对重症医学科医院感染预防与控制进行阐述，提供可借鉴的制度流程模板，并附以重症医学科院感操作流程、疫情防控常态化应知应会等，以简单易读的形式提高重症医学科医院感染预防与控制的知晓率及执行率，为重症医学科医院感染预防与控制提供简便有效的实施方案。

由于编者水平有限，时间仓促，书中难免存在纰漏和不足之处，敬请读者指正。

孔　立

2023年12月

目 录

Contents

第一章　ICU医院感染管理制度

一、建筑布局及管理要求

ICU的整体布局应划分医疗区、办公区、污物处理区和生活辅助区等功能区域，各区域相对独立，以减少干扰并有利于感染控制。监护区每床使用面积≥15m^2。

（1）保持室内空气层流净化，温度应维持在22~25℃，湿度应维持在50%~60%。层流净化系统开启30min后使用，保洁工作须在净化系统运行中进行。不常使用的房间，层流净化系统运行3h后方可使用。

（2）普通ICU应具有良好的通风条件，自然通风不良时应安装辅助通风设备或空气消毒机。

（3）每张病床面积≥15m^2，床间距≥1m；单间病房使用面积≥18m^2。

（4）洗手设施应符合以下基本要求：流动水、非手接触式水龙头、洗手液、干手纸，每张病床配备速干手消毒剂。

（5）装饰必须遵循不产尘、不积灰、耐腐蚀、防潮防霉、防静电、容易清洁的原则。

（6）设置洁净物品供应通道，设置或预留自动化物流传输通道。

（7）每季度对空气、医务人员手及物体表面细菌菌落总数进行监测。

二、人员管理

ICU应当规划合理的包括人员流动和物流在内的医疗流向，为医务人员、患者和医疗污物等设置符合医院感染控制相关要求的进出通道。

（一）员工管理

（1）根据床位设置配备足够数量的医生和护士。

（2）医护人员上岗前应接受消毒隔离知识、常见医院感染预防预控等基本知识培训。

（3）保洁人员上岗前应接受消毒隔离知识等基本知识培训。上岗后每年接受医院感染培训。

（4）疑有或患有皮疹、腹泻、流感或皮肤化脓性疾病等感染性疾病时应避免接触患者。

（5）非本室工作人员未经许可不得进入监护室。

（6）工作人员进入工作区应穿清洁的工作服，取消鞋套，所有人员入室前洗手或手消毒。近距离（1m内）接触患者时根据需要穿隔离衣、戴口罩，必要时戴帽子等。

（二）患者管理

（1）经接触传播、飞沫传播和空气传播的感染患者应与其他患者分开安置，并设置醒目的隔离标识。

（2）经空气传播的感染患者应收治在单间负压病室。

（3）经飞沫传播的感染患者应收治在单间病房。

（4）经接触传播的感染或定植患者应尽量收治在单间病室；条件受限时，宜收治在相对独立的区域，病床间距≥1m，并拉上病床的围帘；也可以将同类耐药菌感染或携带者集中安置，落实《多重耐药菌感染管理制度》。

（三）探视人员管理

（1）尽量减少不必要的访客探视。

（2）若探视患者，访客进入病室前应戴一次性口罩，穿隔离衣，手消毒后方可进入。

（3）探视呼吸道传染患者，需戴医用防护口罩。对于疑似有高传染性的感染患者，避免探视。

（4）进入病室探视患者前、结束探视离开病室时，应消毒双手。

（5）探视期间，尽量避免触摸患者周围物体表面。

（6）访客有疑似或证实呼吸道感染症状时，或婴、幼儿童，应避免进入ICU探视。

（7）医院以多种形式，向访客介绍医院感染及其预防的基本知识。

三、环境清洁消毒

（1）保持环境清洁、无污染源。有污染时，应先去污染，彻底清洁，再消毒。每季度对房间彻底消毒一次。

（2）墙面和门窗消毒：定期清洁墙面和门窗，使用清水湿式擦拭，保持清洁、干燥。有血液、体液、分泌物、排泄物污染时，先去除污染，再清洁，后用消毒500mg/L含氯消毒液擦拭消毒。

（3）地面消毒：所有地面，包括医疗区域、医疗辅助用房区域、污物处理区域和医务人员生活辅助用房区域等，应使用清水或清洁剂湿式擦拭。有血液、体液、分泌物、排泄物、呕吐物污染时，先去除污染，再清洁、消毒。多重耐药菌流行或有医院感染暴发时，必须采用消毒液（如500mg/L的含氯消毒液）消毒地面，每日不少于2次。

（4）物体表面消毒：卫生间、污物处置间、洗手池等台面应保持清洁，每日至少清洁2次、消毒1次。有污染时，先去除污染，再清洁、消毒。医务人员高频接触的物体表面用消毒液擦拭，每日不少于2次。

（5）清洁工具应标识清楚、分区使用，使用后清洗、消毒、晾干、分类放置或送保洁部集中清洗消毒。

（6）禁止在室内摆放干花、鲜花或盆栽植物。

（7）医疗废物按照《医疗废物、可回收废物管理制度》处理。

四、物品清洁消毒

1.基本原则

（1）进入人体组织或无菌组织的医疗用品必须灭菌。

（2）接触完整皮肤黏膜的器具和用品必须消毒。

（3）用过的医疗器材和物品，应先预处理，无可见污染物后由消毒供应中心集中消毒或灭菌。

（4）各种诊疗器械、器具和物品使用后，应终末清洁消毒，使用中应定期清洁消毒；污染时随时清洁消毒。所有医疗器械在检修前应先经消毒处理。

2.仪器设备物品消毒

（1）呼吸机操作面板、监护仪面板、微量注射泵、输液泵、听诊器、血压计、氧气流量表、心电图机等手频繁接触的各种仪器表面应使用75%酒精擦拭消毒，每日2次。有多重耐药菌等医院感染暴发或流行时，每班1次。呼吸机外壳、监护仪外壳等非手频繁接触的各种仪器表面应使用消毒液擦拭，每日1次。重复用的湿化瓶、湿化罐、呼吸机管道等，送供应室集中消毒灭菌。

（2）感染或携带MRSA或泛耐药鲍曼不动杆菌患者的医疗器械、设备应该专用，每班用500mg/L的含氯消毒液擦拭1次，作用30min后再用清水擦拭。

（3）护理站桌面，患者的床、床栏、床旁桌、床头柜，治疗车、药品柜、门把手、病历夹、电话按键、电脑键盘（使用键盘膜）、鼠标等，每天用500g/L含氯消毒液擦拭1次。有多重耐药菌等医院感染暴发或流行时，每天2次。

（4）当设备物品有血迹或体液污染时，应立即使用500mg/L的含氯消毒液擦拭消毒。为避免含氯消毒液对物品的腐蚀，消毒30min后，再使用清水擦拭。

（5）床单、被服如有血迹、体液或排泄物等污染，应及时更换。枕芯、被褥等使用时应防止体液浸湿污染。围帘每季清洗1次，多重耐药等感染患者的围帘要做终末清洗消毒处理。

（6）止血带一人一带，氧气湿化瓶等每日使用后送消毒供应中心集中消毒。

（7）体温计或电子体温枪每次用后用500mg/L的含氯消毒液或75%的酒精浸泡消毒30min。

（8）纤维支气管镜使用集中清洗消毒。

（9）便盆及尿壶应专人专用，每天消毒，对腹泻患者应一用一消毒，消毒方法用500mg/L含氯消毒液浸泡30min。

（10）其他参照《诊疗仪器用品清洁消毒灭菌管理制度》执行。

参考依据

（1）《重症监护病房医院感染预防与控制规范》（WS/T 509-2016）；

（2）《医疗机构环境表面清洁与消毒管理规范》（WS/T 512-2016）；

（3）《重症医学科建设与管理指南（2020版）》。

附录

附录1-1：《重症监护病房医院感染预防与控制规范》（WS/T 509-2016）

前言

根据《中华人民共和国传染病防治法》和《医院感染管理办法》制定本标准。

本标准按照GB/T1.1-2009给出的规则起草。

本标准起草单位：首都医科大学宣武医院、中南大学湘雅医院、北京大学人民医院、山东省立医院、北京大学第一医院、北京协和医院。

本标准起草人：王力红、吴安华、安友仲、李卫光、赵霞、张京利、李六亿、杜斌。

1 范围

本标准规定了医疗机构重症监护病房（intensive care unit，ICU）医院感染预防与控制的基本要求、建筑布局与必要设施及管理要求、人员管理、医院感染的监测、器械相关感染的预防和控制措施、手术部位感染的预防与控制措施、手卫生要求、环境清洁消毒方法与要求、床单元的清洁与消毒要求、便器的清洗与消毒要求、空气消毒方法与要求等。

本标准适用于各级综合医院依据有关规定设置的ICU。

传染病医院ICU及儿科和新生儿ICU医院感染的预防与控制可结合专业特点，参照本标准执行。

2 规范性引用文件

下列文件对于本文件的应用是必不可少的。凡是注日期的引用文件，仅注日期的版本适用于本文件。凡是不注日期的引用文件，其最新版本（包括所有的修改单）适用于本文件。

GB 15982 医院消毒卫生标准

WS/T 311 医院隔离技术规范

WS/T 312 医院感染监测规范

WS/T 313 医务人员手卫生规范

WS/T 367 医疗机构消毒技术规范

医疗废物管理条例 国务院 2003 年版

医疗卫生机构医疗废物管理办法 原卫生部 2003 年版

医疗废物分类目录 原卫生部、原国家环境保护总局 2003 年版

消毒管理办法 原卫生部 2002 年版

3 术语和定义

下列术语和定义适用于本文件。

3.1 重症监护病房（intensive care unit，ICU）

医院集中监护和救治重症患者的专业病房，为因各种原因导致一个或多个器官与系统功能障碍危及生命或具有潜在高危因素的患者，及时提供系统的、高质量的医学监护和救治技术。

3.2 空气洁净技术（air cleaning technology）

通过多级空气过滤系统清除空气中的悬浮微粒及微生物、创造洁净环境的手段。

3.3 中央导管（central line）

末端位于或接近于心脏或下列大血管之一的，用于输液、输血、采血、血流动力学监测的血管导管。这些大血管包括：主动脉、肺动脉、上腔静脉、下腔静脉、头臂静脉、颈内静脉、锁骨下静脉、髂外静脉、股静脉。

3.4 目标性监测（target surveillance）

针对感染高危人群、高发部位、高危因素等开展的医院感染

监测，如重症监护病房医院感染监测、血液净化相关感染监测、手术部位感染监测、抗菌药物临床应用与细菌耐药性监测等。

3.5　器械相关感染（device-associated infection）

患者在使用某种相关器械期间或在停止使用某种器械（如呼吸机、导尿管、血管导管等）48h内出现的与该器械相关的感染。如果停止使用相关器械时间超过48h后出现了相关感染，应有证据表明此感染与该器械使用相关，但对器械最短使用时间没有要求。

3.6　中央导管相关血流感染（central line associated-bloodstream infection，CLABSI）

患者在留置中央导管期间或拔除中央导管48h内发生的原发性且与其他部位存在的感染无关的血流感染。

3.7　呼吸机相关肺炎（ventilator-associated pneumonia，VAP）

建立人工气道（气管插管或气管切开）并接受机械通气时所发生的肺炎，包括发生肺炎48h内曾经使用人工气道进行机械通气者。

3.8　导尿管相关尿路感染（catheter-associated urinary tract infection，CAUTI）

患者留置导尿管期间或拔除导尿管后48h内发生的尿路感染。

3.9　医院感染暴发（healthcare-associated infection outbreak）

在医疗机构或其科室患者中，短时间内发生3例以上同种同源感染病例的现象。

4　医院感染预防与控制的基本要求

4.1　ICU应建立由科主任、护士长与兼职感控人员等组成的医院感染管理小组，全面负责本科室医院感染管理工作。

4.2　应制定并不断完善ICU医院感染管理相关规章制度，并落实于诊疗、护理工作实践中。

4.3 应定期研究ICU医院感染预防与控制工作存在的问题和改进方案。

4.4 医院感染管理专职人员应对ICU医院感染预防与控制措施落实情况进行督查，做好相关记录，并及时反馈检查结果。

4.5 应针对ICU医院感染特点建立人员岗位培训和继续教育制度。所有工作人员，包括医生、护士、进修人员、实习学生、保洁人员等，应接受医院感染预防与控制相关知识和技能的培训。

4.6 抗菌药物的应用和管理应遵循国家相关法规、文件及指导原则。

4.7 医疗废物的处置应遵循《医疗废物管理条例》《医疗卫生机构医疗废物管理办法》和《医疗废物分类目录》的有关规定。

4.8 医务人员应向患者家属宣讲医院感染预防和控制的相关规定。

5 建筑布局、必要设施及管理要求

5.1 ICU应位于方便患者转运、检查和治疗的区域。

5.2 ICU整体布局应以洁污分开为原则，医疗区域、医疗辅助用房区域、污物处理区域等应相对独立。

5.3 床单元使用面积应不少于15m²，床间距应大于1m。

5.4 ICU内应至少配备1个单间病室（房），使用面积应不少于18m²。

5.5 应具备良好的通风、采光条件。医疗区域内的温度应维持在（24±1.5）℃，相对湿度应维持在30%~60%。

5.6 装饰应遵循不产尘、不积尘、耐腐蚀、防潮防霉、防静电、容易清洁和消毒的原则。

5.7 不应在室内摆放干花、鲜花或盆栽植物。

6 人员管理

6.1 医务人员的管理要求

6.1.1 ICU应配备足够数量、受过专门训练、具备独立工作能力的专业医务人员，ICU专业医务人员应掌握重症医学的基本理论、基础知识和基本操作技术，掌握医院感染预防与控制知识和技能。护士人数与实际床位数之比应不低于3∶1。

6.1.2 护理多重耐药菌感染或定植患者时，宜分组进行，人员相对固定。

6.1.3 患有呼吸道感染、腹泻等感染性疾病的医务人员，应避免直接接触患者。

6.2 医务人员的职业防护

6.2.1 医务人员应采取标准预防，防护措施应符合WS/T 311的要求。

6.2.2 ICU应配备足量的、方便取用的个人防护用品，如医用口罩、帽子、手套、护目镜、防护面罩、隔离衣等。

6.2.3 医务人员应掌握防护用品的正确使用方法。

6.2.4 应保持工作服的清洁。

6.2.5 进入ICU可不更鞋，必要时可穿鞋套或更换专用鞋。

6.2.6 乙肝表面抗体阴性者，上岗前宜注射乙肝疫苗。

6.3 患者的安置与隔离

6.3.1 患者的安置与隔离应遵循以下原则：

a）应将感染、疑似感染与非感染患者分区安置；

b）在标准预防的基础上，应根据疾病的传播途径（接触传播、飞沫传播、空气传播），采取相应的隔离与预防措施。

6.3.2 多重耐药菌、泛耐药菌感染或定植患者，宜单间隔离，如隔离房间不足，可将同类耐药菌感染或定植患者集中安置，并设醒目的标识。

6.4　探视者的管理

6.4.1　应明示探视时间，限制探视者人数。

6.4.2　探视者进入ICU宜穿专用探视服。探视服专床专用，探视日结束后清洗消毒。

6.4.3　探视者进入ICU可不更换鞋，必要时可穿鞋套或更换专用鞋。

6.4.4　探视呼吸道感染患者时，探视者应遵循WS/T 311的要求进行防护。

6.4.5　应谢绝患有呼吸道感染性疾病的探视者。

7　医院感染的监测

7.1　应常规监测ICU患者医院感染发病率、感染部位构成比、病原微生物等，做好医院感染监测相关信息的记录。监测内容与方法应遵循WS/T 312的要求。

7.2　应积极开展目标性监测，包括呼吸机相关肺炎（VAP）、血管导管相关血流感染（CLBSL）、导尿管相关尿路感染（CAUTI）、多重耐药菌监测。对于疑似感染患者，应采集相应标本做微生物检验和药敏试验。具体方法参照WS/T 312的要求。

7.3　早期识别医院感染暴发，实施有效的干预措施，具体如下：

a）应制定医院感染暴发报告制度，医院感染暴发或疑似暴发时应及时报告相关部门；

b）应通过收集病例资料、流行病学调查、微生物检验，分析确定可能的传播途径，据此制定并采取相应的控制措施；

c）对疑有某种微生物感染的聚集性发生时，宜做菌种的同源性鉴定，以确定是否暴发。

7.4　应每季度对物体表面、医务人员手和空气进行消毒效果监测，当怀疑医院感染暴发、ICU新建或改建以及病室环境的消毒方法改变时，应随时进行监测，采样方法及判断标准应依照GB 15982。

7.5　应对监测资料进行汇总，分析医院感染发病趋势、相关危险因素和防控工作存在的问题，及时采取积极的预防与控制措施。

7.6　宜采用信息系统进行监测。

8　器械相关感染的预防和控制措施

8.1　中央导管相关血流感染的预防和控制措施

8.1.1　应严格掌握中央导管留置指征，每日评估留置导管的必要性，尽早拔除导管。

8.1.2　操作时应严格遵守无菌技术操作规程，采取最大无菌屏障。

8.1.3　宜使用有效含量≥2g/L的氯己定－乙醇（70%体积分数）溶液局部擦拭2~3遍进行皮肤消毒，作用时间遵循产品的使用说明。

8.1.4　应根据患者病情尽可能使用腔数较少的导管。

8.1.5　置管部位不宜选择股静脉。

8.1.6　应保持穿刺点干燥，密切观察穿刺部位有无感染征象。

8.1.7　如无感染征象时，不宜常规更换导管；不宜定期对穿刺点涂抹送微生物检测。

8.1.8　当怀疑中央导管相关性血流感染时，如无禁忌，应立即拔管，导管尖端送微生物检测，同时送静脉血进行微生物检测。

8.2　导尿管相关尿路感染的预防和控制措施

8.2.1　应严格掌握留置导尿指征，每日评估留置导尿管的必要性，尽早拔除导尿管。

8.2.2　操作时应严格遵守无菌技术操作规程。

8.2.3　置管时间大于3d者，宜持续夹闭，定时开放。

8.2.4　应保持尿液引流系统的密闭性，不应常规进行膀胱冲洗。

8.2.5　应做好导尿管的日常维护，防止滑脱，保持尿道口及会阴部清洁。

8.2.6　应保持集尿袋低于膀胱水平，防止反流。

8.2.7　长期留置导尿管宜定期更换，普通导尿管7~10d更换，特殊类型导尿管按说明书更换。

8.2.8　更换导尿管时应将集尿袋同时更换。

8.2.9　采集尿标本做微生物检测时应在导尿管侧面以无菌操作方法针刺抽取尿液，其他目的采集尿标本时应从集尿袋开口采集。

8.3　呼吸机相关肺炎的预防和控制措施

8.3.1　应每天评估呼吸机及气管插管的必要性，尽早脱机或拔管。

8.3.2　若无禁忌证应将患者头胸部抬高30°~45°，并应协助患者翻身拍背及震动排痰。

8.3.3　应使用有消毒作用的口腔含漱液进行口腔护理，每6~8h/次。

8.3.4　在进行与气道相关的操作时应严格遵守无菌技术操作规程。

8.3.5　宜选择经口气管插管。

8.3.6　应保持气管切开部位的清洁、干燥。

8.3.7　宜使用气囊上方带侧腔的气管插管，及时清除声门下分泌物。

8.3.8　气囊放气或拔出气管插管前应确认气囊上方的分泌物

已被清除。

8.3.9 呼吸机管路湿化液应使用无菌水。

8.3.10 呼吸机内外管路应按照11.4的方法做好清洁消毒。

8.3.11 应每天评估镇静药使用的必要性，尽早停用。

9 手术部位感染预防与控制措施

9.1 应严格掌握患者出入ICU的指征，缩短住ICU天数。

9.2 应符合国家关于外科手术部位医院感染预防与控制的相关要求。

10 手卫生要求

10.1 应配备足够的非手触式洗手设施和速干手消毒剂，洗手设施与床位数比例应不低于1∶2，单间病房应每床1套。应使用一次性包装的皂液。每床应配备速干手消毒剂。

10.2 干手用品宜使用一次性干手纸巾。

10.3 医务人员手卫生应符合WS/T 313的要求。

10.4 探视者进入ICU前后应洗手或用速干手消毒剂消毒双手。

11 环境清洁消毒方法与要求

11.1 物体表面清洁消毒方法如下：

a）物体表面应保持清洁，被患者血液、体液、排泄物、分泌物等污染时，应随时清洁并消毒；

b）医疗区域的物体表面应每天清洁消毒1~2次，达到中水平消毒；

c）计算机键盘宜使用键盘保护膜覆盖，表面每天清洁消毒1~2次；

d）一般性诊疗器械如叩诊器、叩诊锤、手电筒、软尺等宜专床专用；

e）一般性诊疗器械，如听诊器、叩诊锤、手电筒、软尺等，如交叉使用应一用一消毒；

f）普通患者持续使用的医疗设备（如监护仪、输液泵、氧气流量表等）表面，应每天清洁消毒1~2次；

g）普通患者交叉使用的医疗设备（如超声诊断仪、除颤仪、心电图机等）表面，直接接触患者的部分应每位患者使用后立即清洁消毒，不直接接触患者的部分应每周清洁消毒1~2次；

h）多重耐药菌感染或定植患者使用的医疗器械、设备应专人专用，或一用一消毒。

11.2　地面应每天清洁消毒1~2次。

11.3　安装空气净化系统的ICU，空气净化系统出、回风口应每周清洁消毒1~2次。

11.4　呼吸机及附属物品的消毒如下：

a）呼吸机外壳及面板应每天清洁消毒1~2次；

b）呼吸机外部管路及配件应一人一用一消毒或灭菌，长期使用者应每周更换；

c）呼吸机内部管路的消毒按照厂家说明书进行。

12　床单元的清洁与消毒要求

12.1　床栏、床旁桌、床头柜等应每天清洁消毒1~2次，达到中水平消毒。

12.2　床单、被罩、枕套、床间隔帘应保持清洁，定期更换，如有血液、体液或排泄物等污染，应随时更换。

12.3　枕芯、被褥等使用时应保持清洁，防止体液浸湿污染，定期更换，如有血液、体液或排泄物等污染，应随时更换。

13　便器的清洗与消毒要求

13.1　便盆及尿壶应专人专用，每天清洗、消毒。

13.2　腹泻患者的便盆应一用一消毒。

13.3　有条件的医院宜使用专用便盆清洗消毒机处理，一用一消毒。

14 空气消毒方法与要求

14.1 ICU空气应达到GB 15982的要求。

14.2 空气消毒可采用以下方法之一，并符合相应的技术要求：

a）医疗区域定时开窗通风。

b）安装具备空气净化消毒装置的集中空调通风系统。

c）空气洁净技术：应做好空气洁净设备的维护与监测，保持洁净设备的有效性。

d）空气消毒器：应符合《消毒管理办法》要求。使用者应按照产品说明书正确使用并定期维护，保证空气消毒器的消毒效果。

e）紫外线灯照射消毒：应遵循WS/T 367的规定。

f）能够使空气达到卫生标准值要求的合法有效的其他空气消毒产品。

附录1-2:《重症医学科建设与管理指南(2020版)》

第一章 总则

重症医学（critical care medicine，CCM）是处理和研究各种原因导致的疾病或创伤患者危及生命的疾病状态的发生、发展规律及其诊治方法的临床医学学科。重症医学科（intensive care unit，ICU）是重症医学的临床基地，它对因各种原因导致一个或多个器官与系统功能障碍、危及生命或具有潜在高危因素的患者，及时应用系统、连续、高质量的医学监护和诊疗技术进行综合救治，是医院集中监护和救治重症患者、应对重大突发公共卫生事件重症救治的专业科室。

第一条 为加强对医疗机构重症医学科的建设和管理，合理使用医疗资源，保证医疗服务质量，提高医疗技术水平，提高应对重大突发公共卫生事件的重症综合救治能力，根据《医疗机构管理条例》《中华人民共和国执业医师法》《医师执业注册管理办法》《护士条例》和《公共卫生防控救治能力建设方案》等有关法律法规，结合我国重症医学科建设和管理的经验与实际情况，制定本指南。

第二条　二级以上（含二级）综合及专科医疗机构均应设立重症医学科，并参照本指南建设和管理。

第三条　重症医学科应作为医疗机构中独立的一级临床科室进行建设和管理，床位向全院开放。

第四条　重症医学科应具备与其功能和任务相适应的场所、设备、设施、人员和工作条件。

第五条　重症医学科集中收治各种重症患者和（或）具有潜在高危因素的患者，及时提供全面、系统、持续、严密的监护和救治。

第六条　医疗机构应当成立以重症医学科为主导的重症救治专家委员会，统筹管理全院重症患者的医疗安全与质量控制。

第七条　医疗机构应当建立以重症医学科为主导的重大突发公共卫生事件重症救治应急机制，并提供必要的人力、物力和工作条件等保障。

第八条　各级卫生行政部门应加强对各医疗机构重症医学科建设和管理的指导和检查；医疗机构应加强对重症医学科的规范化建设和管理，落实其功能任务，保持患者转入转出重症医学科的通道畅通，保证医疗质量和安全，维护医患双方合法权益。

第九条　各级卫生行政部门和医疗机构应制订符合重症医学科医护人员工作特点的晋升条件；设定合理的绩效考核指标，体现高风险、高强度的重症救治工作特征，保障重症医学科医护人员的合理工作报酬，稳定医护人员队伍。

第十条 应建立有效机制、制订相关政策，合理解决符合本指南收治标准的重症患者在重症医学科的诊疗费用，为重症患者的及时救治提供保障。

第二章 病房建设

第十一条 ICU应该与其主要服务的医疗区域邻近，以方便重症患者的转运；ICU应尽可能邻近手术室、医学影像科、检验科和输血科（血库）等区域，方便重症患者的检查和治疗。

第十二条 ICU应当规划合理的包括人员流动和物流在内的医疗流向，为医务人员、患者和医疗污物等设置符合医院感染控制相关要求的进出通道。有条件者，建议设置洁净物品供应通道，设置或预留自动化物流传输通道。

第十三条 ICU的整体布局应划分医疗区、办公区、污物处理区和生活辅助区等功能区域，各区域相对独立，以减少干扰并有利于感染控制。ICU医疗区除病房外，还包括中央工作站、配药室、医疗物品材料室、仪器室、实验室、营养准备室、被服室、家属接待室等；办公区包括医师办公室、主任办公室、护理办公室、示教室等；污物处理区包括内镜清洁消毒室、污（废）物处理室等；生活辅助区包括工作人员休息室、更衣室、值班室、盥洗室等。各功能区房间的数量和空间可根据ICU病床规模、工作人员数量等因素确定。功能用房面积与病房面积之比一般应达到1.5∶1以上。ICU的整体布局应当考虑到收治传染性疾病重症患者的需求，能够实现“平战结合”。

第十四条 重症医学科的病床数量应符合医疗机构的功能任务和实际收治重症患者的需要，并兼顾应对重大突发公共卫生事件重症救治的应急功能。三级综合医院重症医学科的ICU病床数不少于医院病床总数的5%，二级综合医院重症医学科的ICU病床数不少于医院病床总数的2%。二级以上（含二级）专科医院应根据实际工作需要确定重症医学科的病床数。

ICU的床位使用率以75%为宜。全年床位使用率平均超过85%时，应该适度扩大规模。尽量每天至少保留一张空床以备应急使用。

第十五条 ICU内单间病房的使用面积不少于18平方米，多人间病房应保证床间距不少于2.5米。为减少交叉感染的风险，建议尽可能设置单间病房或分隔式病床。

第十六条 ICU应当有良好的自然采光和通风条件；为保持室内空气环境，应独立控制各功能区域或每个单间病房的温度和湿度；可装配空气净化系统，根据需要设置空气净化等级；必要时能够保证自然通风。

第十七条 ICU每张床单元均应按“生命岛”模式设置。每个床单元的电、气通路应有独立的控制开关，医疗用电与生活照明用电线路应当分开。

第十八条 ICU应根据需要，设置一定数量的正压和负压病房。其中，负压病房的设计应符合收治传染性疾病重症患者的要求。

第十九条 ICU病床必须配置足够的非接触式洗手设施和手部消毒装置，单间病房每床1套，开放式病床至少每2床1套，其他功能区域根据需要配置。

第二十条 ICU必须配备功能齐全的医疗信息系统，能够收集ICU床旁各种诊疗和护理信息，并连接医院信息系统。ICU的医疗信息系统应能满足临床医疗护理、教学、科研、科室行政管理和远程医疗等综合功能需求，并具备升级功能。

第二十一条 建议ICU病床配备能变换角度和焦距的高清视频和音频系统，尽量满足日常查看、远程查房、家属探视等功能需要；病床以外其他区域的视频和音频系统可根据实际需要配备。

第二十二条 ICU的装修应充分考虑便于清洁、防静电和防火的要求；为便于观察，病床之间、病床与中心工作站之间尽可能保持视觉通透，病房之间可使用半玻式隔断，中间装配窗帘。

第二十三条 有条件的医疗机构可根据情况设置重症过渡病房（highdependency unit，HDU），收治病情相对稳定的重症患者，由重症医学科统一管理。HDU病区的空间设置可参照ICU标准，并在人员和设备配齐后可升级为标准的ICU，以应对重大突发公共卫生事件重症救治的需求。

第三章 人员配备和技术要求

第二十四条 重症医学科必须配备足够数量的医护人员。重症医学科的医护人员应当经过重症医学的专业培训，掌握重症医学基本理念、基础知识和基本操作技术，具备独立工作的能力。

重症医学科医师人数与床位数之比不低于0.8∶1，护士人数与床位数之比不低于3∶1。非重症医学专业的医师转岗到重症医学科工作，经科室培训合格后，即可按照《医师执业注册管理办法》办理变更执业范围。

重症医学科可以根据临床需要，配备适当数量的医疗辅助人员。HDU配备医师人数与床位数之比不低于0.5∶1，护士人数与床位数之比不低于2∶1。

第二十五条 重症医学科应至少配备一名本专业副高职称以上（含副高）专业技术职务任职资格的重症医学专科医师担任行政主任，全面负责科室学科建设和行政管理。

非重症医学专业医师担任重症医学科行政主任或副主任者，除执业范围应变更为重症医学外，须有在三级医院重症医学科连续工作或进修一年的资历。

重症医学科护士长应当具有中级以上专业技术职务任职资格，具备较强的行政管理能力，且具有在重症医学科连续工作三年以上或三级医院重症医学科进修一年的经历。

第二十六条　重症医学科医师必须具备重症医学相关理论知识，经过严格的专业理论和技术培训，掌握重症医学相关的生理学及病理生理学知识、临床药理学知识和医学伦理学概念，胜任对重症患者进行各项监测、治疗与管理的要求。

第二十七条　重症医学科医师应掌握以下临床理论知识与技能：（一）心肺复苏；（二）休克；（三）呼吸功能衰竭；（四）心功能不全、严重心律失常；（五）急性肾功能不全；（六）中枢神经系统功能障碍；（七）严重肝功能障碍；（八）胃肠功能障碍与消化道大出血；（九）急性凝血功能障碍；（十）严重内分泌与代谢紊乱；（十一）水电解质与酸碱平衡紊乱；（十二）肠内与肠外营养支持；（十三）镇静与镇痛；（十四）严重感染；（十五）多器官功能障碍综合征；（十六）免疫功能紊乱；（十七）临床药理；（十八）重症早期预警和预防；（十九）重症康复。

第二十八条　重症医学科医师除一般临床监护和诊疗技术外，应根据科室工作需要，掌握以下监测与诊疗技术：（一）心肺复苏术；（二）人工气道建立与管理；（三）氧疗与机械通气技术；（四）纤维支气管镜技术；（五）深静脉及动脉置管技术；（六）血流动力学监测技术；（七）胸穿、心包穿刺术及胸腔闭式引流术；（八）电复律与心脏除颤术；（九）床旁临时心脏起搏技术；（十）持续血液净化技术；（十一）床旁超声监测；（十二）疾病危重程度评估方法；（十三）体外膜肺技术（三级医院）。鼓励重症医学科医师把国内外优秀的学术成果引入临床工作中，创新、探索开展新技术，以满足临床需要，促进重症医学学科的发展。

第二十九条 重症医学科医师每年至少参加一次省级或省级以上重症医学继续医学教育培训，不断更新专业知识。

第三十条 重症医学科护士必须经过严格的专业培训，熟练掌握重症护理基本理论和技能，并经过科室考核合格后，才能独立上岗。除常规临床护理技术外，应根据科室工作需要，掌握各系统重症患者的常规护理，监护设备和信息系统的使用，氧疗技术，呼吸机常规使用技术，心脏除颤技术，重症康复一般技术；气道管理，各类导管的管理，各类输液泵（注射泵）的应用和管理，疼痛管理；各系统器官功能监测护理，血液净化护理，水、电解质及酸碱平衡监测护理，营养支持护理，心理护理；医院感染预防与控制，内镜使用及重症患者抢救配合技术等。鼓励通过日常培训和继续教育等途径，不断更新知识，提高技术水平。

第四章　设备配置

第三十一条 重症医学科必须配备必要的监测、检查和治疗设备，以保证重症患者的救治需要。

第三十二条 医院相关科室应具备足够的技术支持能力，能随时为重症医学科提供影像学、生化、免疫、病原微生物、药学等相关检查和检验服务。

第三十三条 ICU的诊疗设备配置：

（一）ICU应该配置不间断电源系统，功率至少满足病房的照明和诊疗设备的应急需要，维持1小时以上。

（二）每床配置完善的功能设备带或功能架，每张病床至少配置18个电插座，氧气、压缩空气和负压吸引接口各两套；提供电、医用氧气、压缩空气和负压吸引等功能支持。

（三）配置适合ICU使用的病床，配备防压疮床垫。

（四）每床配置床旁监护系统，进行心电、血压、脉搏氧饱和度、有创压力监测等基本生命体征监护。为便于安全转运患者，每个ICU病区至少配置便携式监护仪1台。

（五）每床配置1台常规呼吸机，每个ICU病区应另外配置至少1台常规呼吸机备用。每床配置简易呼吸器（复苏呼吸气囊）。为便于安全转运患者，每个ICU病区至少应配置便携式呼吸机1台。根据需要配置适当数量的高流量氧疗仪和无创呼吸机。

（六）每床均应配置输液泵、微量注射泵和肠内营养输注泵，其中微量注射泵每床4套以上。

（七）ICU应配置心电图机、血气分析仪、除颤仪、血液净化仪、连续性血流动力学监测设备、心肺复苏抢救装备车（车上备有喉镜、气管导管、各种接头、急救药品以及其他抢救用具等）、超声诊断仪、临时体外起搏器、支气管镜及清洁消毒设备、物理排痰装置、电子升降温设备、用于血栓预防的气动加压泵等，根据临床需要决定具体配置的数量。

（八）颅内压、脑电监测设备，主动脉内球囊反搏（IABP）设备、体外膜氧合（ECMO）设备、重症康复器械等设备，根据临床需要进行配置。

（九）HDU病床的功能设备带或功能架、监护仪等固定设备配置按照ICU病床配置标准执行；诊疗设备根据临床需要配置，也可以与ICU共享使用。

（十）重症医学科应根据学科的发展，结合实际临床需要，适时配置相关诊疗设备，以保持学科的临床技术水平。

第五章 质量管理

第三十四条 重症医学科应当根据医院管理的要求，建立健全各项规章制度、岗位职责和相关技术规范、操作规程，并严格遵守执行，保证医疗服务质量。

第三十五条 重症医学科应当加强质量控制和管理，指定专（兼）职人员负责医疗质量和安全管理。

第三十六条 重症医学科收治以下患者：

（一）急性、可逆、已经危及生命的器官或者系统功能障碍或衰竭，经过严密监护和加强诊疗短期内可能得到恢复的患者。

（二）存在各种高危因素，具有潜在生命危险，经过严密的监护和有效诊疗可能减少死亡风险的患者。

（三）在慢性器官或者系统功能不全的基础上，出现急性加重且危及生命，经过严密监护和诊疗可能恢复到原来或接近原来状态的患者。

（四）重大突发公共卫生事件的重症患者。

（五）其他适合在重症医学科进行监护和诊疗的患者。

慢性消耗性疾病、不可逆性疾病和不能从加强监测治疗中获得益处的患者，一般不是重症医学科的收治范围。

第三十七条 下列病理状态的患者应当转出重症医学科，到其他专科继续治疗：

（一）器官或系统功能衰竭已基本纠正或接近原来的功能状态，无需生命支持治疗者。

（二）患者和（或）家属不同意继续在重症医学科诊疗者。

（三）病情状况不能从继续加强监护诊疗中获益者。

第三十八条 医院应建立相关机制，制订有效措施，保证重症患者及时转入和（或）转出重症医学科。

第三十九条 重症医学科的患者由重症医学科医师具体负责诊疗管理。病情需要时，其他专科医师应及时提供会诊，必要时可组织多学科协同诊疗（multiple disciplinary team，MDT）。

第四十条 重症医学科应承担全院医务人员重症相关基本知识和技能的培训工作，与其他专科共享重症医学理念。重症医学科可组建快速反应小组（rapidresponse team，RRT；或 medical emergency team，MET），参与全院的重症预警和现场快速处置，以满足医院内重症患者的诊疗需求。条件具备时，重症医学科可开设ICU门诊，以满足重症患者出院后的医疗需求。

第四十一条　为贯彻落实公共卫生防控救治能力建设的要求，医疗机构应完善重大突发公共卫生事件的应急救治工作机制和预案。除必要的设备和物资储备外，应当建立相关专业医护人员到重症医学科轮转3~6个月的培训机制。

第四十二条　重症医学科要加强医院感染管理，严格执行手卫生规范及其他医院感染防控措施，加强各种医院获得性感染及耐药菌的监测与防控。

第四十三条　重症医学科应当严格限制非医务人员的访视。如确有必要，应限制访视人数和访视时间，按照遵循医院感染预防控制的相关规定穿着防护用品。

第六章　监督管理

第四十四条　省、市级卫生行政部门应积极推进成立重症医学质量控制中心或重症医学专家委员会，可委托其对辖区内医疗机构的重症医学科进行质量评估和检查指导。

第四十五条　医疗机构应当配合卫生行政部门委托开展的质量评估与检查指导，不得拒绝和阻挠，不得提供虚假材料，对发现的问题应在限期内整改。

第四十六条　本指南由国家卫生健康委员会负责解释。

第四十七条　本指南自公布之日起施行。

第二章 医院感染预防与控制的基本要求

第一节 ICU感控管理小组工作制度及职责

（一）组成

由科主任、护士长及兼职监控医生和监控护士组成。

（二）职责

（1）全面负责本科室医院感染管理的各项工作。结合本科室医院感染防控工作特点，制定相应的医院感染管理制度，并组织实施。

（2）根据本科室主要医院感染特点，如医院感染主要部位、主要病原体、主要侵袭性操作和多重耐药菌感染，制定相应的医院感染预防与控制措施及流程，并组织落实。

（3）配合院感管理部门进行医院感染病例及感染环节监测，采取有效措施，降低本科室医院感染发病率。每月对医院感染监测、防控工作的落实情况进行自查、分析，发现问题及时改进，并做好记录。对感染管理科反馈的问题，及时落实整改。

（4）发现医疗保健相关感染，包括非住院及住院患者医院感染散发病例时，24h内上报感染管理科，对科室报告情况进行监督检查，减少漏报的发生。发现有医院感染流行趋势时，及时报告医院感染管理科，并积极采取控制措施，协助调查。

（5）结合本科室多重耐药菌感染及细菌耐药情况，落实医院抗菌药物管理相关规定。

（6）组织本科室（包括进修、实习、规培等人员）预防、控制医院感染知识和技能的培训。当未能达到预定目标或发现员工缺乏相关知识时，应对员工重新进行培训。

（7）监督指导本科室人员执行无菌技术操作规程和消毒隔离、职业防护工作。

（8）负责科室医疗废物分类管理，按医院有关规定执行医疗废物处理。

（9）对本科室保洁员、陪护人员、探视者等进行有关医院感染管理的卫生宣教和督导。

（10）监督检查一次性医疗卫生用品，不得重复使用。严禁使用过期消毒灭菌的药、械。

（11）接受医院对本科室院感管理工作的监督、检查与指导，落实医院感染管理相关措施，评价改进效果，做好相应记录。

（三）工作制度

（1）每月对本科室医院感染管理工作进行自查，针对存在问题进行分析，提出整改措施，并进行效果评价和持续质量改进分析。

（2）据医院感染知识培训计划和实际情况，进行院感知识培训，季度考试、总结。

（3）科室感控管理小组至少每季度召开一次感控工作会议，对本季度院感质量控制、病例监测、环境监测、耐药菌监测、抗菌药物的使用等有关内容进行分析讨论；对存在问题进行分析，提出整改措施；对整改效果进行评价。学习新颁布的院感有关文件、规范。

第二节　ICU医院感染管理监控医师职责

（1）在科主任领导及院感专职人员指导下，负责本科室医院感染监控及资料收集与上报工作。发现医院感染病例，及时通过医院信息系统，24h内报告感染管理科。

（2）了解患者的病情变化，怀疑医院感染发生时，及时做细菌培养、药敏试验及必要的检查以确定诊断，定期分析科室医院感染情况并向科主任汇报。

（3）预防因诊治不当造成的医院感染，督促检查本科室医师无菌操作技术及消毒隔离制度的落实情况。

（4）发现医院感染暴发流行时应立即向科主任及医院感染管理科汇报，积极协助专职人员调查医院感染发生的原因，提出有效控制措施，并积极投入控制工作。

（5）配合监控专职人员开展调查及科研工作。

（6）协助科主任做好合理使用抗菌药物的管理、医疗废物的管理、一次性医疗用品管理的工作。

参考依据

（1）《病区医院感染管理规范》（WS/T 510–2016）；

（2）《医院感染预防与控制评价规范》（WS/T 592–2018）。

第三节　ICU医院感染管理监控护士职责

（1）在科主任和护士长领导下，在医院感染管理专职人员的业务指导下，做好本科室预防医院感染的管理及监测工作。

（2）督促、检查本科室医疗废物的管理、一次性物品的管理和预防医院感染制度的落实情况。

（3）预防因护理措施不当造成的医院感染，督促检查本科室工作人员做好消毒隔离及无菌操作。

（4）发现医院感染病例，积极采取相应预防控制或隔离措施，防止医院感染流行。

（5）督促医师按时上报医院感染病例，对疑有院内感染者，督促留取标本，送细菌培养及药敏试验，了解细菌种类及耐药情况，以便指导合理用药。

（6）重点科室定期进行空气、物体表面、工作人员手及消毒灭菌器械、使用中的消毒剂等监测。

（7）负责对本科室患者、陪护人员进行预防医院感染等健康教育宣传工作。

参考依据

（1）《医院感染预防与控制评价规范》（WS/T 592–2018）

（2）《病区医院感染管理规范》（WS/T 510–2016）

第四节　ICU医务人员医院感染管理职责

（1）积极参加医院感染管理相关知识和技能培训。

（2）应遵守标准预防的原则，落实标准预防的具体措施。落实手卫生、消毒、隔离等技术，落实医疗废物管理和多重耐药菌预防控制措施。

（3）遵循医院及科室医院感染相关制度。

（4）开展医院感染监测，掌握医院感染诊断标准。发现医院感染病例，按照要求及时报告感染管理科。

（5）了解本病区、本专业相关医院感染特点，包括感染率、感染部位、感染病原体、多重耐药菌感染情况。

（6）从事无菌技术诊疗操作时，严格遵循无菌技术操作规程。

（7）遵循抗菌药物合理使用的管理原则，做到合理使用抗菌药物。

（8）对本科室保洁员、配善员进行指导，掌握与本职工作相关的清洁、消毒等知识和技能。

参考依据

（1）《病区医院感染管理规范》（WS/T 510–2016）；

（2）《医院感染预防与控制评价规范》（WS/T 592–2018）。

第五节　ICU医院感染管理培训制度

（一）培训形式

采用专题讲座、专题学习班、网上自学答题、科室专项培训等多种形式。

（二）培训内容

医院感染管理相关法律法规、规范、标准等；医院感染新业务新技术；卫生行政部门指定培训内容；针对医院感染监测数据变化进行目标性培训；感染预防与控制相关项目的政策、措施及实践的培训。

（三）各级各类人员培训要求

1. 医院感染管理专职人员

每年完成≥15学时继续教育，参加国家、省、市组织的医院感染预防与控制学习班，不断接受医院感染知识培训。上岗前接受医院感染专业课程培训并取得上岗资格。学习微生物学、临床医学、医院感染管理学及消毒隔离等专业知识。掌握医院感染相关法律法规、规章、规范、标准，增强法治观念，提高科学的管理方法。以自学为主，科内定期组织学习。

2. 临床医师

（1）每年参加医院感染知识培训6学时以上。

（2）掌握医院感染诊断标准、医院感染流行病学、无菌操作技术、抗菌药物的合理应用、消毒药械的使用、医院感染的预防与控制方法及措施、职业安全防护、医务人员手卫生、医疗废物管理、隔离技术等。

3. 临床护士（技师）

（1）每年参加医院感染知识培训6学时以上。

（2）掌握医院感染基本知识、职业安全防护、医务人员手卫生、隔离技术、消毒与灭菌技术、医院环境卫生学监测标准、重点部位感染防控措施、消毒药械的使用、医疗废物管理、标本采集方法等。

4. 行政管理及后勤辅助人员

每年应参加必修的医院感染防控培训，如手卫生等。

5. 工勤人员（医疗废物处理人员、保洁人员、洗衣人员等）

根据工作性质，接受相关医院感染知识培训。

6. 博士生、研究生、实习生、进修生、规培生等

进行岗前培训2学时，参加医院感染预防与控制相关知识培训并考核通过。

7.供货商

包括器械、药物等供货商，培训内容由各相应科室完成。

（四）培训考核

培训后定期进行相关知识的考核，考核合格者授予相应学分；低于规定培训成绩者进行补考，补考不合格者再培训学习，直至合格。考核合格后方能进入相应岗位开展工作。相关记录表见表1-1、1-2。

表1-1　重症医学科院感科室培训记录表

科室：

<table>
<tr><td>培训题目
（附课件）</td><td colspan="3"></td><td>主讲人</td><td></td></tr>
<tr><td>培训时间</td><td></td><td>培训学时</td><td></td><td>培训地点</td><td></td></tr>
<tr><td>培训类型</td><td colspan="5">□规章制度　□院感知识　□技能操作　□应急预案
□法规规范　□其他培训</td></tr>
<tr><td>未参加培训者
及原因</td><td colspan="5"></td></tr>
</table>

参加人员签名、返岗后再培训签名

科室人员	参训签到	科室人员	参训签到	科室人员	参训签到	科室人员	参训签到

主讲人签字：	科室负责人签字：

表1-2　科室院感知识考核记录表

科室院感知识考核记录　　　　　　　　　　　考核时间：

考核方式、内容	□笔试（附试卷）□口试（内容）　　□实际操作（内容）						
姓名	成绩/合格	姓名	成绩/合格	姓名	成绩/合格	姓名	成绩/合格

考核小结：

不合格者追踪考核：

第六节 ICU抗菌药物使用与管理规定

为了加强对抗感染药物合理应用的管理，遏制抗感染药物日趋严重的滥用，根据医院相关文件特制定我科抗菌药物使用管理规定如下。

一、抗感染药物的管理

（一）组织设置

（1）科室主任是科室抗菌药物临床应用管理第一责任人，质控医师协助管理抗菌药物临床应用。

（2）职责：围绕抗菌药物对科室临床应用中存在的问题进行排摆，集中治理，务求实效；完善抗菌药物临床应用管理长效工作机制，提高抗菌药物临床合理应用水平，保障患者合法权益和用药安全。

（二）相关制度

（1）临床医师必须接受抗感染药物合理应用规范的培训，按照抗感染药物使用原则应用抗感染药物。

（2）将常用抗感染药物划分成一、二、三线。住院医生处方权限为一线药物，主治医师处方权限为一、二线药物，副主任医师及主任医师处方权限为一、二、三线药物。住院医生、主治医生在值班或急诊时遇到严重感染的情况，可用二、三线抗生素，但仅能开具一天用药量，若需继续用药要报科室主任或科室副主任批准。

（3）联合使用3种及以上抗感染药物要有药敏监测报告，且须经科主任批准。

（4）三级医师查房应含有抗感染药物应用内容；临床药师要加强对临床用药的指导，主动为临床用药服务，并向临床医务人员提供有关抗感染药物的信息。

（5）住院患者抗菌药物使用率不超过60%，门诊患者抗菌药物处方比例不超过20%，抗菌药物使用强度控制在每日＜120DDD/100人。

（6）严肃查处抗菌药物不合理情况。按照《执业医师法》《药品管理法》等法律法规，加大对抗菌药物临床使用的查处力度。定时对不合理使用抗菌药物进行点评，对出现抗菌药物超常处方3次以上且无正当理由的医师提出警告，仍不改正者将上报医教科，依法规给予暂停处方权、取消处方权、吊销医师执业证书等处理，构成犯罪的依法追究刑事责任。

二、抗感染药物使用原则

（1）严格掌握抗感染药物使用的适应证、禁忌证，密切观察药物效果和不良反应，合理使用抗感染药物。

（2）严格掌握抗感染药物联合应用和预防应用的指征。

（3）制订个体化的给药方案，注意剂量、疗程和合理的给药方法、间隔时间、途径。

（4）密切观察患者有无菌群失调，及时调整抗感染药物。

（5）注重药物经济学，降低患者抗感染药物费用支出。

（6）已确定为单纯病毒感染性疾病者不使用除抗病毒以外的抗感染药物。

（7）对发热原因不明，且无可疑细菌感染迹象者，不宜使用抗感染药物，对病情严重或细菌性感染不能排除者，可在留取临床标本后针对性地选用抗感染药物进行经验性治疗。

（8）凡有感染迹象并能留取标本者，在使用抗感染药物前尽早留取临床标本，进行病原体检测和药敏试验，并按药敏结果结合临床慎重进行选择或修正原用抗感染药物。

（9）使用抗感染药物应有明确的细菌感染指征，医生应根据药敏试验结果、药物的适应证、药代动力学特征及患者的病情特点，严格选药，并注意剂量、疗程和给药方法，进行个性化给药。

（10）一般情况下，用药48~72h疗效不佳才可考虑换药。体温恢复正常、症状明显消失后72h考虑停药，严重感染者疗程应适当延长。

（11）联合应用抗感染药物应严格掌握指征。联合使用的指征：①病原体未明的严重感染；②混合感染，感染范围广，考虑可能有两种以上细菌感染；③单一药物难以控制的感染；④机体深部感染或抗感染药物难以渗透的部位感染；⑤防止或延缓耐药菌株的产生；⑥为减少药物毒性反应，联合应用以减少剂量。

（12）严密观察抗感染药物的毒副反应。如肾毒性、神经毒性、肝毒性、骨髓抑制性等。严格掌握小儿、老人及孕妇等特殊人群用药特点。

（13）严格掌握抗感染药物的局部用药。

（14）严格掌握抗感染药物的预防用药。①避免无针对性地以广谱抗感染药物及二、三线抗感染药物作为预防感染的手段。②手术及侵袭性操作应以无菌操作为预防感染的主要手段。必须预防用药时，应采用围手术期给药，术前30~60min单次足量给药，手术时间超过药物半衰期者可术中追加一次。优先选用窄谱抗感染药物，尽可能避免以广谱抗感染药物，特别是三线药物作为预防用药。不提倡联合预防用药。一类手术（除外术后体内保留人工合成材料者）原则上不得预防性使用抗感染药物。二类手术预防用药一般不超过3天，三类手术预防用药依病情而定。③耐药后果严重的抗感染药物严禁作为预防用药。如万古霉素、泰能等。

（15）强调综合治疗，提高机体免疫力，不过分依赖抗感染药物。

（16）护士应了解各种抗感染药物的主要药理作用，准确执行医嘱，严格掌握配制要求，并观察患者用药后的反应。

（17）重视药物的相互作用，特别是新药。

第七节 医疗废物、可回收废物管理制度

（一）医疗废物分类

分5类，详见表2–1。

（二）医疗废物包装要求

（1）医疗废物包装物应使用由本院统一要求配发的带有警示标识和警示说明的黄色塑料袋、利器盒。

（2）利器盒盛装的锐器不洒漏，一旦被封口则无法在不破坏的情况下被再次打开。禁止各种形式的重复使用性利器盒。

（3）医疗废物装入医疗废物包装后不得对其分拣，不得用手压实，避免被锐器刺伤；废物容量不得超过3/4；应当使用有效的封口方式，使包装物或容器的封口紧实、严密。

（4）医疗废物包装物或容器的外表面被感染性废物污染时，对被污染处进行消毒处理或增加一层包装。

（三）废弃废物的分类收集

（1）严格按照医疗废物的分类（即按感染性废物、病理性废物、损伤性废物、药物性废物及化学性废物）对科室产生的医疗废物进行分类收集，3/4满时有效封口。外贴标签，注明生产单位、日期、类别及需要的特殊说明。回收运送人员和生产科室工作人员确认、记录各类医疗废物的数量（包）或重量，于医疗废物收集登记本上双签名。登记表由科室保存3年。

（2）各类不同类别的医疗废物不得混合收集。少量的药物性废物可以混入感染性废物，但应在标签上注明。

（3）损伤性废物，如针头、刀片、玻璃安瓿等锐器放入利器盒内。正在使用及使用后的注射器和针头不能折断或弯曲；处理损伤性废物遵循“谁使用，谁负责”（即谁使用后直接将锐器丢入利器盒，不能由他人代处理）、“小心防范，避免伤害”的原则，以减少对他人的伤害。科室应根据损伤性废物产生量选择合适大小型号的利器盒，连续使用不超过48h。

（4）使用后的一次性医疗用品，直接放入医疗废物专用包装，手术中取出的特殊贵重植入物，如肽合金材料，应单独存放，与医疗废物专职人员进行交接，并记录。

（5）医疗废物中病原体的培养基、标本和菌种、毒种保存液等高危险废物，应当首先在产生地点进行压力蒸汽灭菌或化学消毒处理，然后按感染性废物收集处理。

（6）病理检查废弃的人体组织、病理蜡块等，人体胎盘，实验动物的组织、尸体，应装入医疗废物专用包装，每天交接并记录。暂时贮存病理性废物，应当具备低温贮存或防腐条件。

（7）隔离的传染病患者或疑似传染病患者产生的生活垃圾及

废物应当使用双层医疗废物专用包装，并及时密封；隔离的传染病患者或疑似传染病（除甲类传染病和乙类按甲类管理的传染病外）患者产生的具有传染性的排泄物排入医院污水处理系统，按照国家规定严格消毒，达到国家规定的排放标准后方可排入污水处理系统。

（8）废弃的批量化学试剂、消毒剂应交由专门机构处置；批量的含有汞的体温计、血压计等医疗器具报废时，也应交由专门机构处置。

（9）废弃的麻醉、精神、放射性、毒性等药品及其相关废物应按照有关法律、行政法规和国家的有关规定、标准执行。放射性废物按照规定衰败后按照医疗废物分类处置。

（10）各科室废弃物收集桶（包括所有废弃物收集桶）有警示标识和警示语，要保持清洁，每周消毒一次，遇有污染随时用500mg/L的含氯消毒液消毒，作用时间30min。

（11）医疗废物全部放置周转箱内，不得随便堆放在地面上，装运过程中包装袋有破损，应及时外罩一层包装袋，周转箱外表面不得有明显污渍。

（四）医疗废物的回收清运

（1）医疗废物回收运送人员每天定时按指定线路将废弃物运送至医疗废物暂存处。运送前检查包装物或容器的标识、标签及封口是否符合要求，确保无破损、渗漏和其他缺陷，不得将不合要求的医疗废物运送至医疗废物暂存处。

（2）运送时用密闭、防渗漏、防遗撒、无锐利边角、易于装卸和清洁的专用容器和专用的运送车，并有明显的警示标识。

（3）医疗废物运送人员应做好个人防护（帽子、口罩、工作服、鞋、橡胶手套、围裙）并防止医疗废物直接接触身体。运送工作完成后，脱去手套、围裙（或隔离衣），彻底清洁消毒双手。

（4）污梯保持清洁，如果发生液体废弃物洒落电梯表面，立即清洁，用500mg/L的含氯消毒液擦拭，作用时间为30min。污梯专用于污染物品的运送，禁止使用污梯运送清洁物品、无菌物品及人员。

（5）运送时遵循医院所规定的路线。废弃物收集车每次收集的容量不可超过车厢的平面；运送完毕后的废弃物收集车，须清洁并用500mg/L的含氯消毒液消毒，每日1次。

（6）废物收集、运送人员须在脱去外层污染手套后，方可开关门、触摸门把手或电梯按钮。

（7）禁止将医疗废弃物任意抛弃室外无人监管处或有变卖行为。

（五）医疗废物暂存处的管理

（1）医疗废物暂存处应有明显的医疗废物警示标识和“禁止吸烟、饮食”的警示标识；有防鼠、防蚊蝇、防蟑螂的措施；门窗安全性能完好，专人上锁管理。

（2）医疗废物暂存处每日彻底冲刷并消毒处理，保持室内整洁，空气流通、干燥，室内空气每日紫外线照射消毒2次，每次1h，并做好相应记录。紫外线灯每周用75%的酒精擦拭一次，保持清洁，半年进行强度监测一次。

（3）禁止对医疗废弃物任意抛弃室外，无人监管处或有变卖行为。

（4）转运医疗废物车辆，每天清洁并消毒，运送途中应避免遗失、洒落医疗垃圾。发生少量洒落应立即清理，喷洒500mg/L的含氯消毒液消毒处理，重新包装转运。在医院医疗废物暂存处贮存，时间≤48h。

（六）医疗废物交接

科室与保洁公司医疗废物运送人员移交：科室专人管理，双方在《医疗废物收集交接登记本》上签名；废物运离科室后，应及时对地点、设施进行清洁和消毒。

（七）人员防护

（1）由医院感染管理科、病房管理办公室、护理部和总务处分别负责对医院员工进行医疗废物管理相关知识的培训。根据接触医疗废物种类及风险大小的不同，采取适宜、有效的职业卫生防护措施和必要的防护用品。

（2）临床医护人员工作时必须穿工作服、戴工作帽、戴口罩。

（3）医护人员及运送人员等必须掌握医疗废物的分类和职业防护知识，在医疗废物产生、收集的过程中，做好相应的个人防护。熟悉医疗废物分类与包装标识要求，锐器盒的正确使用。

（4）处理损伤性废物遵循“小心防范，避免伤害”原则，如折断安瓿时要保证安瓿折断处已被锯开，折断较大安瓿时要采取相关保护措施（如用无菌纱布包裹折断）；抽出后的针头禁止套回针帽内；发生刺伤、擦伤等伤害时，应当立即进行急救处理，并及时报告医院感染管理科。

（5）凡参与废弃物处理的清洁工作人员，工作时间应穿工作服及戴一次性的口罩、帽子和手套，处理感染性废弃物的人员应加穿防护服、手套，必要时戴护目镜和穿防护靴等。医疗废物运送人员在运送废弃物至医疗废物暂存处时必须更换专用防护靴。每次操作后必须洗手和手消毒。

（6）对从事医疗废物暂存处工作人员应定期进行健康体检（每年至少1次），必要时对有关人员进行免疫接种，防止其受到健康损害。

（八）医疗废物流失、泄漏、扩散应急处理预案

（1）当医疗废物流失、泄漏、扩散和意外事故时，发现人报告感染管理，楼外的报告总务处，现场评估，向医院感染管理委员会主任委员报告，并立即启动医疗废物流失、泄漏、扩散及意外事故紧急预案。

（2）保卫处负责在受污染区域设立隔离区，禁止通行。尽可能减少对患者、医务人员、其他现场人员及环境的影响，以防扩大污染。

（3）总务处负责应急物资储备，确定流失、泄漏、散落的医疗废物的类别、数量、发生时间、影响范围及严重程度，并积极查找原因。

（4）病房管理办负责组织人员对溢出、散落的医疗废物迅速进行收集、清理和消毒处理；对液体溢出物采用吸附材料吸收处理；对污染的地面须进行消毒和清洁。视污染的情况用500mg/L或2000mg/L含氯消毒剂擦拭、浸泡或喷洒消毒，能焚烧的物品按医疗废物处理。

（5）清理溢出、散落的医疗废物前须穿戴防护服、手套、口罩、防护靴等防护用品。

（6）感染管理科指导对废物污染区域进行消毒，消毒工作从污染最轻区域到污染最严重区域进行；并对所有可能被污染的清洁工具消毒。

（7）发生职业暴露（锐器伤或被医疗废物污染等）时及时现场处理，并填报感染性职业暴露登记表。

（8）现场处理清洁消毒后，对事件的起因进行调查，并采取有效的防范措施预防类似事件的发生。调查内容包括：①事件发生的时间、地点、原因及其简要经过。②泄漏、散落的医疗废物

的类别、数量、医疗废物产生的科室/部门。③评估已造成的危害和潜在影响。

（9）医院内发生医疗废物流失、泄漏、扩散时，应当在48h内向所在地人民政府卫生行政部门、环境保护行政主管部门报告，调查处理工作结束后，将调查处理结果向所在地卫生行政主管部门、环境保护行政主管部门报告。

（10）医院内发生因医疗废物管理不当导致1人以上死亡或3人以上健康损害，需要对致病人员提供医疗救护和现场救援的重大事故时，应当在24h内向所在地人民政府卫生行政主管部门、环境保护行政主管部门报告，并根据《医疗废物管理条例》的规定，采取相应紧急处理措施。发生医疗废物导致传染病传播或有证据证明传染病传播的事故有可能发生时，应当按照《中华人民共和国传染病防治法》及有关规定报告，并采取相应措施。

（九）惩罚

医务人员或后勤人员如果有违反《医疗废物管理条例》情节者，按情节给予惩罚。

（十）可回收废物处理

未被污染的输液瓶、输液袋、玻璃瓶等可回收废物，分类放置于蓝色袋子，由物业公司统一收集，交由有资质的废品回收公司处理，各环节做好交接记录、签名。总务处负责代表医院签订有资质的公司回收，总务处和病房管理办室按照各自职责监督执行；输液涉及使用细胞毒性药物（如肿瘤化疗药物等）输液瓶（袋），应当按照医疗废物处理；输液涉及使用麻醉类、精神类、放射性、易制毒药品的输液瓶（袋），不作为可回收废物处理。流程见图2-1。

表2-1　医疗废物分类目录

类别	特征	常见组或废物名称
感染性废物	携带病原微生物具有引发感染性疾病传播危险的医疗废物	1.被患者血、体液、排泄物污染的物品，包括：棉球、棉签、引流棉条、纱布及其他各种敷料；一次性使用卫生用品、一次性使用医疗用品及一次性医疗器械；废弃的被服；其他被患者血液、体液、排泄物污染的物品。 2.医疗机构收治的隔离传染病患者或疑似传染患者产生的生活垃圾。 3.病原体的培养基、标本和菌种、毒种保存液。 4.各种废弃的医学标本。 5.废弃的血液、血清。 6.使用后的一性使用医疗用品及一次性医疗器械视为感染性废物
病理性废物	诊疗过程中产生的人体废弃物和医学实验动物尸体等	1.手术及其他诊疗过程中产生的废弃的人体组织、器官等。 2.医学实验动物的组织、尸体。 3.病理切片后废弃的人体组织、病理蜡块等
损伤性废物	能够刺伤或割伤人体的废弃的医用锐器	1.医生针头、缝合针。 2.各类医用锐器，包括：解剖刀、手术刀、备皮刀、手术锯等。 3.载玻片、玻璃试管、玻璃安瓿等
药物性废物	过期、淘汰、变质或被污染的废弃的药品	1.废弃的一般性药品，如：抗生素、非处方类药品等。 2.废弃的细胞毒性药物和遗传毒性药物，包括：致癌性药物，如硫唑嘌呤、苯丁酸氮芥、萘氮芥、环孢霉素、环磷酰胺、苯丙胺酸氮芥、司莫司汀、三苯氧氨、硫替派等；可疑致癌性药物，如：顺柏、丝裂毒素、阿霉沙、苯马比妥等；免疫抑制剂。 3.废弃的疫苗、血液制品等
化学性废物	具有毒性、腐蚀性、易燃易爆性的废弃的化学物品	1.医学影像室、实验室废弃的化学试剂。 2.废弃的过氧乙酸、戊二醛等化学消毒剂。 3.废弃的汞血压计、汞温度计

以下几种情况不属于医疗废物。

（1）使用后的输液瓶、玻璃瓶、输液袋，未被患者血液、体液、排泄物污染的，不属于医疗废物，不必按照医疗废物进行管理，但这类废物回收利用时不能用于原用途，用于其他用途时应符合不危害人体健康的原则。但是，输液涉及使用细胞毒性药物（如肿瘤化疗药物等）、输液瓶（袋），应当按照医疗废物处理；输液涉及使用麻醉类、精神类、放射性、易制毒药品的输液瓶（袋），不作为可回收废物处理。

（2）废弃紫外线灯管不是医疗废物，可以按照普通垃圾进行处理。

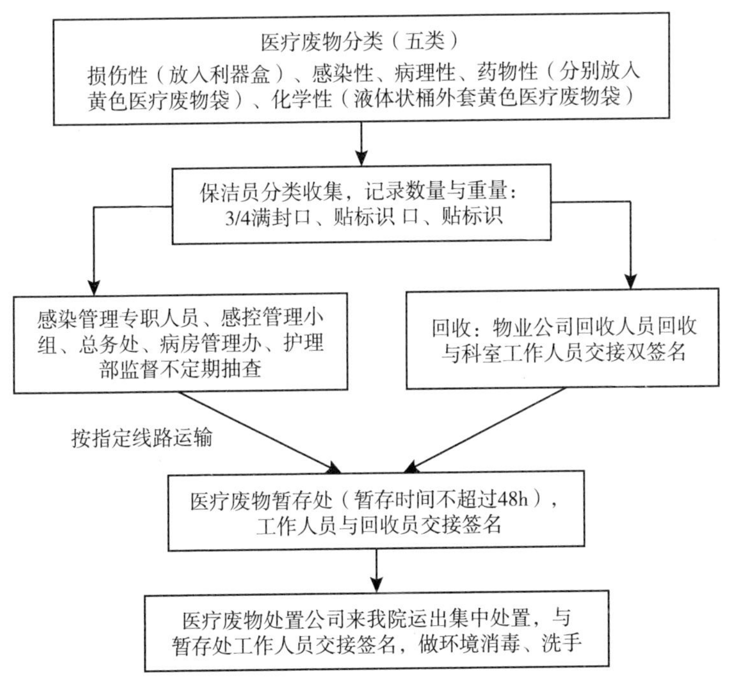

图2-1　医疗废物分类、收集、回收、处理流程

参考依据

（1）《医疗废物管理条例》中华人民共和国国务院令第380号；

（2）《医院感染管理办法》，中华人民共和国卫生部令第48号；

（3）《医疗卫生机构医疗废物管理办法》中华人民共和国卫生部令第36号；

（4）《医疗废物分类目录》卫医发〔2003〕287号；

（5）《关于在医疗机构推进生活垃圾分类管理的通知》。

第三章 ICU医务人员管理

第一节 ICU工作人员入室管理制度

（1）为保证重症医学科清洁整齐，达到医院感染要求，须严格控制入室人员。

（2）工作人员按规范洗手、更衣、穿鞋套、戴工作帽，外出时必须穿外出服。

（3）严格执行无菌技术操作原则及消毒隔离制度。

（4）严格落实洗手和手消毒的有关规定，在各种检查、治疗、护理前后均应洗手，用快速消毒液消毒。接触患者体液及为保护性隔离患者和特殊感染性疾病患者检查、护理时必须戴手套，操作完毕脱去手套后，必须认真洗手。

（5）保持重症医学科室内安静，工作人员须做到说话轻、走路轻、操作轻、开关门窗轻。不得在室内喧哗或谈论与工作无关的事情。

（6）患有呼吸道感染、腹泻等感染性疾病的医务人员，应避免直接接触患者。

第二节 医院感染分级防护管理制度

一、医务人员遵循的要求

（1）工作人员上岗着装符合要求（工作帽、工作服），必要时戴口罩、手套、防护镜、防护面罩，穿防水衣或围裙，穿隔离衣、裤、隔离鞋等。

（2）工作人员发生的医院感染事件以及锐器伤、血液体液职业暴露及时报告医院感染管理科。

（3）各类人员均应严格执行医院感染管理制度，做好个人防护和公共环境的保护，完成操作或离开工作区域时应及时摘手套并洗手，严禁工作人员穿工作服进入食堂、宿舍和医院外环境。

二、医务人员的分级防护原则

（1）一般防护（标准预防）：适用于普通门（急）诊、普通病房的医务人员。标准预防：针对医院所有患者和医务人员采取的一组预防感染措施。包括手卫生，根据预期可能的暴露选择用手套、隔离衣、口罩、护目镜或防护面罩，以及安全注射。也包括穿戴合适的防护用品处理环境中污染的物品与医疗器械。标准预防基于患者的血液、体液、分泌物（不包括汗液）、非完整皮肤和黏膜均可能含有感染性因子的原则。

（2）一级防护：适用于发热门（急）诊的医务人员。在标准预防的基础上，工作时应穿工作服、隔离衣，戴工作圆帽、外科口罩，必要时戴乳胶手套。严格执行手卫生。下班时进行个人卫生处置，并注意呼吸道与黏膜的防护。

（3）二级防护：适用于空气或飞沫传播疾病的留观室、隔离病房、隔离病区的医务人员；接触从患者身上采集的标本、处理其分泌物、排泄物、使用过的物品和死亡患者尸体的工作人员，转运患者的医务人员和司机。进入隔离病房、隔离病区的医务人员必须戴医用防护口罩（N95口罩），穿工作服、隔离衣或防护服、鞋套，戴手套、工作帽。正确穿戴和脱摘防护用品，并注意呼吸道、口腔、鼻腔黏膜和眼睛的卫生与保护。

（4）三级防护：适用于为空气或飞沫传播疾病的患者实施可引发气溶胶操作的医务人员。除二级防护外，应当加戴面罩或全面型呼吸防护器。

第三节　ICU个人防护用品使用管理制度

一、医院建筑分区及着装防护

根据患者获得感染危险性的程度，将医院分为4个区域。

（1）低危险区域：不接触患者的区域，包括行政管理区、教学区、图书馆、生活服务区等。生活服务区（餐厅、餐饮）工作人员着工作服，并保持清洁，定期清洗。

（2）中等危险区域：包括普通门诊、普通病房等。根据职业统一着工作服，并保持清洁，定期清洗，不得穿工作服进入低危险区域。

（3）高危险区域：包括感染性疾病科（门诊、病房）等。工作人员着工作衣裤、工作鞋，戴工作帽和外科口罩。当接触患者体液、血液或进行有创操作时，根据标准预防的原则采取相应的隔离防护。

（4）极高危险区域：包括手术室、重症监护室、器官移植病房等。根据本室要求统一着装，当接触患者体液血液或进行有创操作时，根据标准预防的原则采取相应的隔离防护。

二、防护用品使用规范

（一）手套的使用

见本章第四节《ICU手套使用管理制度》。

（二）口罩的使用

见本章第五节《ICU医用口罩使用管理制度》。

（三）护目镜、防护面罩的使用

（1）在进行诊疗、护理操作，可能发生患者血液、体液、分泌物等喷溅时；近距离接触经飞沫传播的传染病患者时；为呼吸道传染病患者进行气管切开、气管插管等近距离操作，可能发生患者血液、体液、分泌物喷溅时，应使用全面型防护面罩。

（2）佩戴前应检查有无破损、佩戴装置有无松懈，每次使用后应清洁与消毒。

（四）隔离衣与防护服的使用

1.穿隔离衣

（1）接触经接触传播的感染性疾病患者，如传染病患者、多重耐药菌感染患者等时；对患者实行保护性隔离时，如大面积烧伤患者、骨髓移植患者等患者的诊疗、护理时，应穿隔离衣。

（2）可能受到患者血液、体液、分泌物、排泄物喷溅时。

2.穿防护服

（1）临床医务人员在接触甲类或按甲类传染病管理的传染病患者时，应穿防护服。

（2）接触经空气传播或飞沫传播的传染病患者，可能受到患者血液、体液、分泌物、排泄物喷溅时，应穿防护服。

3.鞋套的使用

（1）鞋套应具有良好的防水性能，并一次性应用。

（2）从潜在污染区进入污染区时和从缓冲间进入负压病室时应穿鞋套。

（3）在规定区域内穿鞋套，离开该区域时应及时脱掉。发现破损应及时更换。

4. 防水围裙的使用

（1）可能受到患者的血液、体液、分泌物及其他污染物质喷溅、进行复用医疗器械的清洗时，应穿防水围裙。

（2）重复使用的围裙，每班使用后应及时清洗与消毒。遇有破损或渗透时，应及时更换。

（3）一次性使用围裙应一次性使用，受到明显污染时应及时更换。

5. 帽子的使用

分为布制帽子和一次性帽子。

（1）进入污染区和洁净环境前、进行无菌操作等时应戴一次性帽子。

（2）被患者血液、体液污染时，应立即更换。

（3）布制帽子应保持清洁，每天更换。一次性帽子应一次性使用。

第四节　ICU 手套使用管理制度

一、手套分类

1. 一次性使用医用手套

（1）一次性使用灭菌橡胶外科手套（简称无菌手套）：符合 GB7546。

（2）一次性使用医用橡胶检查手套（简称清洁手套或检查手套）：符合 GB10213。

2. 可重复使用手套

（1）橡胶耐油手套：符合AQ6101，为接触矿物质油、植物油以及脂肪族的各种溶剂时戴用的手套。

（2）耐酸（碱）手套：符合AQ6101，为接触酸碱溶液时戴用的手套。

（3）浸塑手套：符合GB/T18843，用于防水、洗涤剂、脏污及轻微机械等伤害，仅适用于清洁工等类似工种手套。

二、手套使用原则

（1）应根据不同操作要求，选择合适的手套。

（2）根据标准预防及接触隔离原则，无论是否应用手套均应遵循手卫生指征。

（3）戴手套不能代替洗手，脱去手套后按规程进行洗手。

（4）戴无菌手套时，防止污染。

（5）一次性手套应一次性使用，诊疗不同患者应更换手套。

（6）使用后的手套按医疗废物处理。

三、手套使用指征

（1）无菌手套：手术操作；阴道分娩；介入放射手术；中心静脉置管；全胃肠外营养和静脉配置中心内配置药物时；其他无菌操作时，如留置导尿、骨穿、腰穿、换药等。

（2）清洁（检查）手套：接触患者的血液、体液、分泌物、排泄物、呕吐物及污染物品时；接触潜在高传染性、高危险性的微生物时；接触实施接触隔离的患者和周围区域时；静脉注射或静脉抽血时；静脉导管拔管时；妇科检查；吸痰（非闭式）；倾倒呕吐物；处理医疗废物；清洗或清洁器械；检验科、实验室在污染区操作及接触污染电脑时。

四、无需使用手套的情况

（1）给普通患者一般操作时，如测量血压、体温、脉搏；皮下和肌内注射；发放口服药物；书写医疗文书；更换被服；放置无创呼吸机和氧气管；移动患者使用的设备。

（2）给普通患者生活护理时，如收拾患者餐具；给患者洗澡、更衣等。

（3）接触清洁物体时，接电话，开关门窗，接触门把手、手推车、办公用品、医疗仪器，书写病历，取用治疗室内任何清洁物品等，不得使用手套。

（4）禁止工作人员戴手套触摸公共场所，如开电梯。

第五节　ICU 医用口罩使用管理制度

一、基本要求

（1）外科口罩、医用防护口罩、普通医用口罩均应一次性使用。

（2）佩戴医用防护口罩时应进行密合性测试，选择合适的医用防护口罩。

（3）按照产品使用说明书使用口罩。佩戴时应注意内外和上下之分，防水层朝外，有鼻夹的一侧在上面。口罩潮湿后，或受到患者血液、体液污染后，应及时更换。

（4）一般诊疗活动，可佩戴普通医用口罩；手术室工作或接触免疫功能低下患者、进行体腔穿刺等操作时，应戴外科口罩；接触经空气传播的呼吸道传染病患者时，应戴医用防护口罩。

二、外科口罩的适用范围

（1）接触经飞沫传播的疾病，如百日咳、白喉、流行性感冒、病毒性腮腺炎、流行性脑脊髓膜炎以及含有传染源的粉尘如曲霉菌属等真菌孢子时。

（2）进行有创操作或呼吸道操作时，如手术、气管切开、支气管镜检查、创口换药等。

（3）需常规佩戴外科口罩的工作岗位。①门诊一楼预检分诊台、急诊预检分诊台。②呼吸科门诊、发热门诊、口腔科门诊等。③所有手术室、介入室应使用有系带的外科口罩。④保护性隔离病房、脏器移植病区等。

三、普通医用口罩的适用范围

（1）适用于一般医疗护理活动以及普通的侵入性操作，如检验科抽血。

（2）适用于未接触传染病患者或可疑传染病患者时使用。

（3）医务人员自己患有呼吸道感染并有咳嗽或打喷嚏等症状时。

（4）医用防护口罩的适用范围。①适用于经空气传播的呼吸道传染病的防护，如水痘、麻疹、开放性肺结核等。对SARS病毒、高致病性禽流感病毒等感染患者进行近距离诊疗活动时。②下列部门需要常规佩戴医用防护口罩：传染病隔离病房、呼吸道烈性传染病流行期间。

（5）口罩的更换。①呼吸道阻力明显增加，感到呼吸困难时。②口罩有破损时。③口罩受到血液或体液污染时。④口罩曾用于隔离病房时。

（6）使用后口罩的处理：任何使用后的口罩均作为医疗废物处理。

第四章　ICU 患者及家属管理

一、重症医学科病房患者管理规定

患者收入重症医学科病房后由重症医学科病房医生具体负责诊疗管理。外伤和专业性很强的患者，经管的专科医生每天要到重症医学科病房查房，与重症医学科病房共同商讨处理意见，相互配合。

（1）患者的安置与隔离应遵循以下原则：①应将感染、疑似感染与非感染患者分区安置；②在标准预防的基础上，应根据疾病的传播途径（接触传播、飞沫传播、空气传播），采取相应的隔离与预防措施。

（2）多重耐药菌、泛耐药菌感染或定植患者，宜单间隔离。如隔离房间不足，可将同类耐药菌感染或定植患者集中安置，并设醒目的标识。

（3）涉及需会诊的患者，由重症医学科病房医生提出并组织完成，如涉及多学科疑难危重患者院内扩大会诊，需报医务处并提交申请，由医务处组织会诊。

（4）病情通报由重症医学科病房医生告知患者家属，需与专科医生协调时，须由重症医学科经管医生或值班医生协调，不得让家属去找医生。如有困难，可报请医务处协调。经治专科医生不得以任何理由拒绝去重症医学科病房处理病情。

（5）患者病情稳定后，应及时转回原科室治疗。原科室不应以“无床”“节假日无经管医师”等为由拖延转科。

二、重症医学科家属探视制度

由于患者的情况不稳定，需接受各种治疗及护理，且患者的抵抗力差，容易感染，故重症医学科内不设陪护人员，每日有1次探病时间。

（1）探视时间：每日15：00~15：30。有特殊情况可通过对讲机与当值医护人员联系，经允许后方可探视。

（2）探视须知：每次探视只允许一人进入，入室前洗手或手消毒、换穿消毒拖鞋；探病期间禁止触摸患者的伤口、各种管道及仪器；未经允许不可给患者送任何食品；保持病室清洁及安静，室内外禁止吸烟。重症医学科病室内不摆放鲜花。入室前须关闭手机，以免干扰仪器正常运转。

（3）患者的一切治疗护理由护理人员承担，任何患者均不得留陪护。

（4）做好病室医疗文件的保管工作，探视者不得翻阅病历及医疗文件。

（5）保持床单位及床边桌等用物的清洁整齐，固定位置，未经护士长同意不得随意搬动。

第五章　ICU医务人员的职业暴露

医务人员职业暴露，是指医务人员在从事诊疗、护理活动过程中接触有毒、有害物质，或传染病病原体，从而损害健康或危及生命的一类职业暴露。医务人员职业暴露分感染性病原体职业暴露、放射性职业暴露、化学性（如消毒剂、某些化学药品）职业暴露及其他职业暴露。本章所述的职业暴露主要指感染性病原体职业暴露。感染性病原体职业暴露按传播途径分类，主要包括血源性暴露、呼吸道暴露、消化道暴露和接触暴露等。医务人员的工作本身存在感染疾病的风险，其职业行为不可避免地与多种疾病的传染源接触，是感染性病原体职业暴露的高危人群。

第一节　血源性职业暴露

在诊疗、护理等工作过程中，医务人员较易发生因意外被患者的血液、体液污染黏膜或破损皮肤及被锐器刺破皮肤而感染或引发某种疾病等情况。血源性职业暴露是指医务人员在从事医疗活动的过程中暴露于血源性病原体的危险下，可能引发经血传播的疾病，主要包括乙型肝炎、艾滋病、登革热、巨细胞病毒病等多种疾病，对医务人员的生命安全有严重威胁。医务人员发生血源性暴露后感染的风险主要由3个方面决定：①人群中血源性病原体的流行情况；②暴露后发生血清转化的概率；③发生暴露的次数。医务人员发生职业暴露受年龄、教育水平、夜班频次及防护培训经历等因素影响。医疗过程中最常见的血源性损伤是针刺伤，是指由注射针头、缝合针、穿刺针、手术刀、剪刀等医疗锐器导致的皮肤损伤。其引起的各类血源性疾病感染威胁医护人员的职业安全、身心健康，一旦发生，便会增加血源性疾病感染及传播的概率。预防和减少医院相关性感染、加强医务人员职业安全与健康管理是2022年中国医院协会发布的患者安全十大目标之一。

一、血源性职业暴露的流行病学特征

医务人员血源性职业暴露的原因中，锐器伤占96.7%，其他主要为皮肤黏膜的接触暴露。最容易引起锐器伤的器具为用于静脉注射的头皮钢针、注射器。职业暴露引起的病毒感染，HBV占58.7%，HCV占12.5%，HIV占4.1%。全球每年至少发生100万次意外针刺伤事件，可引起50余种血源性疾病。

针刺伤的流行病学特征如下。

（1）人群分布：发生职业暴露的主要人群为护士，占比可高达66.7%~90%。工作年限≤5年的护士针刺伤发生率最高，实习护生也是针刺伤发生的高危人群。

（2）科室分布：工作节奏快、任务繁重、临床诊疗及护理操作项目多、工作氛围高度紧张的科室是针刺伤发生较多的场所。

（3）发生环节：注射过程、锐器处理过程、回套针帽、拔除注射针、静脉导管管理过程、采血、整理废弃针头等为针刺伤发生的主要环节。其中，回套针帽、拔除注射针、整理废弃针头及采血等是我国针刺伤发生最常见的环节。

（4）针刺伤器材：注射针、头皮钢针、静脉导管针及真空采血针等是引起针刺伤的主要器材。如果医务人员操作不正确，

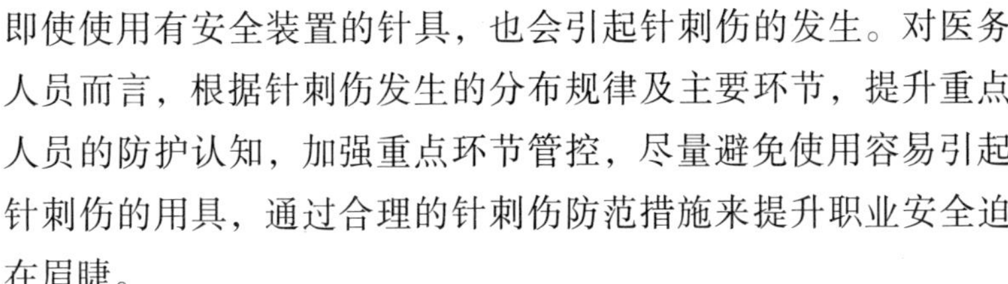

即使使用有安全装置的针具，也会引起针刺伤的发生。对医务人员而言，根据针刺伤发生的分布规律及主要环节，提升重点人员的防护认知，加强重点环节管控，尽量避免使用容易引起针刺伤的用具，通过合理的针刺伤防范措施来提升职业安全迫在眉睫。

二、血源性职业暴露的主要风险因素

（1）医务人员因素：医务人员针刺伤防护意识薄弱。各种因素引起的疲劳、工作匆忙、焦虑等负性心理状态，可导致其标准预防措施遵守程度降低。心理状态对针刺伤的发生具有一定的影响。情绪控制非常好的医务人员，其出现针刺伤的频率低；情绪控制糟糕的医务人员则通常更容易出现针刺伤。

（2）防护用品因素：安全器具使用率低，防护用具不能就近获取；锐器回收容器的容积与口径比例不匹配；锐器回收容器配备数量不足、规格不适宜、放置位置不合理等；锐器回收容器内医疗废物存放过满等。

（3）工作环境因素：采光不良、环境拥挤、声音嘈杂及患者不配合的操作环境易导致针刺伤的发生。

（4）操作行为因素：医务人员未执行操作规范，如回套针帽、徒手传递手术缝合针、直接用手弯曲缝合针、处理各种针头及清洗整理锐利医疗器械时动作幅度过大、将各种锐器随意丢弃、未佩戴无菌手套，操作时注意力不集中，操作流程不规范等。另外，也有很大一部分针刺伤发生在整理使用后的医疗器械时，如分离针头和注射器时。

（4）职业防护培训因素：职业防护培训不到位、培训时间得不到保证、培训形式单一；医务人员对职业防护培训重视程度不够，培训后依从性仍较低，发生针刺伤后上报率低；培训考核不到位，考核后医务人员职业防护意识并未提升。有研究显示，护士作为职业暴露的高风险人群，其防护意识及防护措施通常和职业暴露的危险性很不相称。

（5）制度保障因素：预防针刺伤相关制度、规范、流程、标准、预案等未建立、修订和完善。目前我国整体的针刺伤防护管理起步相对较晚，且管理体制不够健全，很多医院管理部门通常对职业防护的重视程度不够、管理理念存在较大缺陷，忽视了职业防护安全培训，在职业防护管理及培训方面投入不足。医护人员职业防护存在培训没有全覆盖及发生针刺伤后上报率较低的现象，同时部分医务人员未按照标准要求佩戴符合标准的防护手套，且科室也存在手套供应不足的现象。医院对于佩戴手套无明确要求，使得相关的管理制度流于形式。WHO建议各国政府为医疗机构选择安全注射器具，尽管一些国家对安全器具的认识有所提高并有相关立法，但针刺伤仍在发生。

三、医务人员锐器伤防护标准操作规范

（一）概念

（1）锐器：指能刺破皮肤的物品。包括注射针、穿刺针和缝合针等针具，各类医用或检测用锐器、载玻片、破损玻璃试管、安瓿、固定义齿并暴露在外的金属丝及实验室检测器材等。

（2）锐器伤：由锐器造成的皮肤损伤。

（二）优先等级原则

锐器伤防护应遵循优先等级原则，首先是消除风险，其次是工程措施、管理措施和行为控制，最后是个人防护和接触后预防措施。

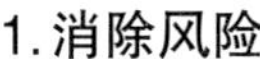

1.消除风险

锐器伤防护的最有效措施是尽量完全消除工作场所的危害，如尽量少用锐器或针具，取消所有不必要的注射，以及采用无针系统进行静脉注射。

2.工程控制、管理措施和行为控制

通过工程控制措施控制或转移工作场所的危害，如使用锐器处置容器（也称为安全盒），或立即回收、插套或钝化使用后的针具（也称为安全针具装置或有防伤害装置的锐器）。

3.管理措施

制定政策限制接触危害，如采取标准预防策略，包括组建劳动者卫生安全委员会和针刺伤害预防委员会；制定职业接触风险控制计划，移走所有的不安全装置，持续培训安全装置的使用方法。

4.行为控制

通过改变行为减少对血源性病原体的职业接触，如消除针具的重复使用；将锐器盒放在视线水平且手臂所能及的范围内，在锐器盒装满之前将其清空；在开始一项医疗程序之前，建立安全处理和处置锐器的设施方法。

（三）具体措施

（1）在进行侵袭性诊疗、护理、实验操作过程中，要保证充足的光线，并特别注意防止被针头、缝合针、刀片等锐器刺伤或划伤。

（2）采用新技术，如使用有安全保护装置的锐器。

（3）消除不必要的锐器和针具，如使用适宜的电灼器、钝化针具、“U”形针具等。

（4）使用带有刀片回缩处理装置的或带有刀片废弃一体化装

置的手术刀，以避免装卸刀片时被手术刀伤害。

（5）手术中传递锐器应使用传递容器，以免损伤医务人员。

（6）锐器用完后应直接放入防穿刺、防渗漏、有警示标识或安全标色和中文警示说明的锐器盒中，以便进行适当处理。

（7）禁止重复使用一次性医疗用品；禁止弯曲被污染的针具；禁止用手分离使用过的针具和针管，禁止用手直接接触污染的针头、刀片等锐器，禁止双手回套针帽，如需盖帽，只能单手盖帽或借用专用套帽装置。

（8）禁止用手直接拿取被污染的破损玻璃物品，应使用刷子、垃圾铲和夹子等器械处理。

（9）处理污物时，严禁用手直接抓取污物，尤其是不能将手伸入垃圾容器中向下压挤废物，以免被锐器刺伤。

（四）感染性病原体职业暴露的处理流程

管理者应高度重视各类针刺伤的发生，努力营造安全的医院环境。各部门严格履行登记及上报制度，发生此类事件后及时组织相关人员展开原因分析、讨论，持续改进方法。在发生针刺伤后，医护人员应保持镇静，立即上报并完成相应处理。按照正规的处理流程对局部伤口实施“一挤、二冲、三消毒”，采集病毒，血清检查确定传染源及风险程度。

1.局部处理措施

（1）锐器伤：依靠重力作用尽可能使损伤处的血液流出，用肥皂水和流动水进行冲洗，禁止进行伤口的局部挤压。受伤部位的伤口冲洗后，应当用消毒液，如75%的乙醇或0.5%的聚维酮碘（碘伏）进行消毒。

（2）黏膜暴露：用生理盐水反复冲洗污染的黏膜，直至冲洗干净。

2. 报告

（1）报告部门负责人（医生向科主任报告，护士或工勤人员向护士长报告）。

（2）填写职业暴露个案登记表，部门负责人签字后送交主管部门。

3. 评估与预防

主管部门接到报告后应尽快评估职业暴露情况，并尽可能在24h内采取预防措施，常见传染病血源性职业暴露后评估与预防处理建议见图5-1~5-3。

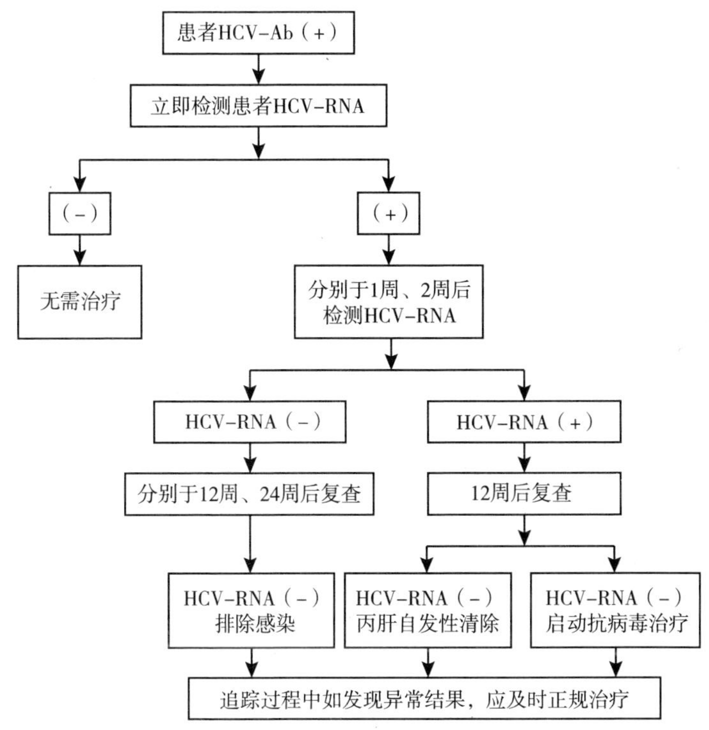

图5-1　丙肝职业暴露后预防性处置建议

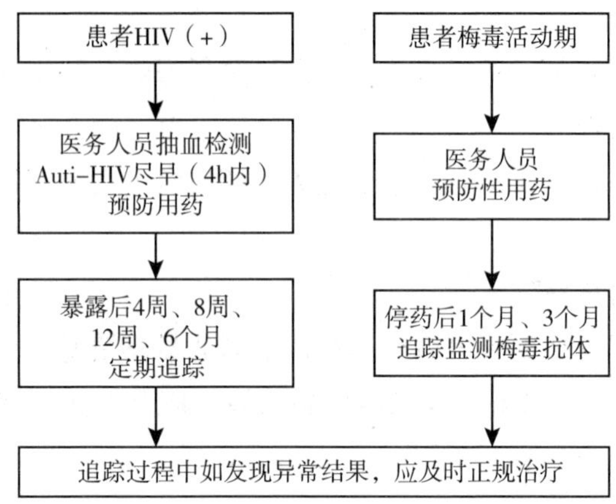

图5-2　AIDS及梅毒职业暴露后处置建议

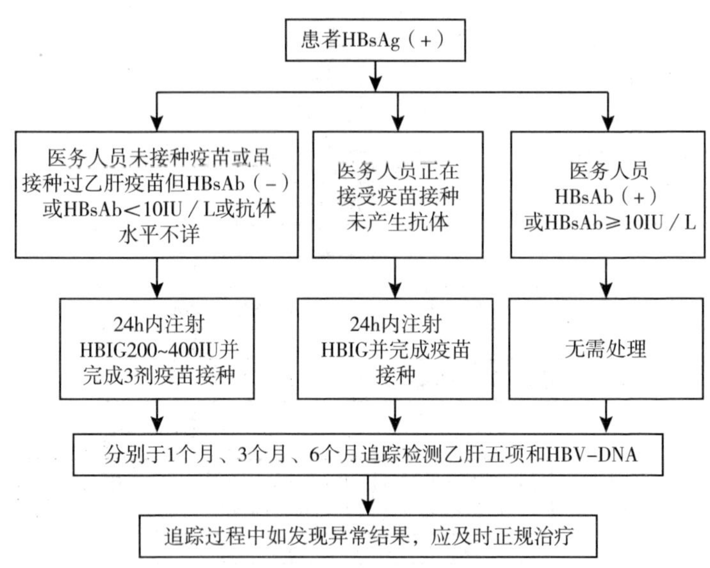

图5-3　乙肝职业暴露后预防性处置建议

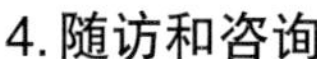

4.随访和咨询

（1）主管部门负责督促职业暴露当事人按时进行疫苗接种和化验，并负责追踪确认化验结果和服用药物，配合医生进行定期监测随访。

（2）在处理过程中，主管部门应为职业暴露当事人提供咨询，必要时请心理医生帮助减轻其紧张恐慌心理，稳定情绪。

（3）医院和有关知情人应为职业暴露当事人严格保密，不得向无关人员泄露职业暴露当事人的情况。

（4）根据针刺伤的发生率、监测目的来确定监测时间，由医院感染管理专职人员或经过培训的临床医务人员前瞻性地收集监测数据，监测内容包括穿刺相关操作流程、各类穿刺器具的应用。对已发生针刺伤的医务人员进行血源性和体征性追踪监测并记录，最终形成监测反馈数据。同时，临床中若发生因安全器具缺乏或医护人员器具使用不当造成的针刺伤，应及时反馈主管部门实施改进，避免类似情况再次发生。

（五）血液和体液皮肤黏膜暴露防护标准操作规程

应当遵照标准预防原则，所有患者的血液、体液及被血液、体液污染的物品均视为具有传染性的污染物质，医务人员接触这些物质时，必须采取防护措施。

职业危害预防的最有效措施是尽量完全消除工作场所的危害，同时应配备必要的防护设施，如各类口罩、手套、护目镜、防护面罩、隔离衣（防护服）、冲眼装置、淋浴系统等，开展免费疫苗接种。

提供有效、便捷的洗手设施、快速手消毒剂，确保在每次操作及脱去手套或其他个人防护装备后能立即进行手卫生；在接触血液或其他潜在感染性物质后，能立即用清洁剂（皂）和流动水清洗手和其他部位的皮肤或黏膜。

具体措施如下。

（1）改善人机工作条件，如改善照明，保持工作场所整洁和工作台布置良好。

（2）进行有可能接触患者血液、体液的诊疗、护理和实验操作时必须戴手套；手部皮肤发生破损或在进行手套破损率比较高的操作时，应戴双层手套。脱去手套后立即洗手或卫生手消毒。

（3）在诊疗、护理操作过程中，有可能发生血液、体液飞溅到医务人员的面部时，医务人员应当戴具有抗湿性能的口罩、护目镜或防护面罩；有可能发生血液、体液大面积飞溅或有可能污染医务人员的皮肤或衣服时，还应当穿戴具有抗湿性能的隔离衣或围裙。

（4）可能发生职业接触的工作场所，应禁止进食、饮水、吸烟、化妆和摘戴接触镜（隐形眼镜）等。

（5）禁止食品和饮料混置于储存血液或其他潜在感染物质的冰箱、冰柜、抽屉、柜子和桌椅面等。

（6）所有被血液、体液污染的废弃物应按照《医疗固体废物处理标准操作规程》分类、处理。

（7）在维修或运输可能被血液或其他潜在感染性物质污染的设备前应当检查，并进行必要的消毒。在被污染的设备上张贴生物警示标识和中文警示说明。

（8）在从事可能导致飞沫、溅出、溢出和产生气溶胶等潜在感染性物质职业接触工作中，应配备经过国家认证的生物安全柜或其他适宜的个人防护装备和机械防护设施，如防护服、护目镜、防护面罩、离心安全杯、密封离心转头和动物保护笼等。

（六）血源性职业暴露的预防

提高医务人员的职业安全意识。管理者需从思想上重视职业

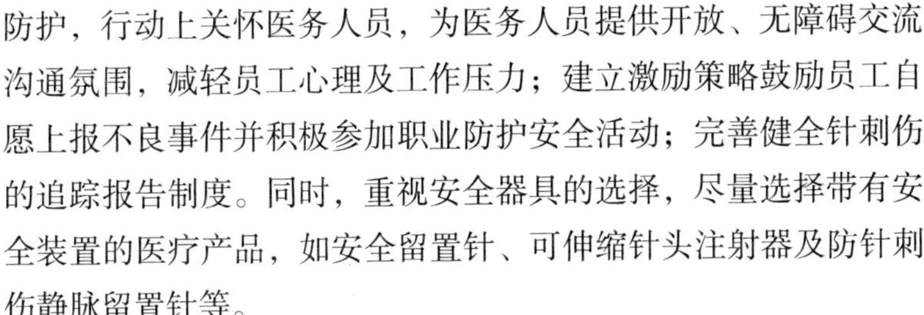

防护，行动上关怀医务人员，为医务人员提供开放、无障碍交流沟通氛围，减轻员工心理及工作压力；建立激励策略鼓励员工自愿上报不良事件并积极参加职业防护安全活动；完善健全针刺伤的追踪报告制度。同时，重视安全器具的选择，尽量选择带有安全装置的医疗产品，如安全留置针、可伸缩针头注射器及防针刺伤静脉留置针等。

1.加强培训

培训是提高医务人员职业安全意识，预防职业暴露的有效途径。加强医护人员的职业安全培训，加大培训投入力度，以持续、强化的方式来提高医护人员对针刺伤的重视程度，可以提高医护人员的职业防护意识，从而减少职业暴露。针刺伤防护培训对象应覆盖全体医师和医务人员，并重视培训内容、方式及效果评价，以医务人员知识掌握程度、针刺伤上报情况来评价防护意识。采用职业安全定向教育，可降低医务人员锐器伤害的发生率，改善其短期内锐器伤的相关知识和行为。在开展职业安全教育时，要着重对低年资医务人员进行培训，尤其是对于工作年限≤5年的医务人员及实习护生，必须重点加强针刺伤的培训。定期在职教育，严格执行全面性防护措施，可防止30%以上针刺伤的发生。同时，将临床医务人员针刺伤防护教育培训纳入年度考核，定期通报院内针刺伤的发生情况，可极大程度上降低每月针刺伤发生率。医院应对新入职的医务人员就预防针刺伤的重要性等进行安全意识培训，每年应对医务人员进行正确的、标准的安全工作流程培训。应培训医务人员正确使用安全型护理工具；每年进行1次血源性传播疾病的流行病学知识培训。有研究显示，将安全文化和人性化管理方式相结合形成的一种更人性化的管理方法，更容易被医务人员接受，且可提高其工作责任心、主动性。

2. 加强职业防护管理

应加强医务人员职业防护管理，持续建立健全职业防护管理制度、管理机制及实施流程。如将针刺伤应急处理流程纳入入科教育学习任务，完善锐器伤的报备体系，成立院内督查小组，科学地进行人员配比，实施基于人机环境系统工程的医联体单位针刺伤防护管理模式等，降低针刺伤的发生率，提高医护人员发生针刺伤后的应对能力，保障其职业安全。另外，完善各类针刺伤预防的考核和评价制度。国内实施的品管圈活动、梯式问题管理库模式等已被证实是比较有效的职业防护培训模式。医疗机构应建立职业安全和预防针刺伤发生的管理制度，制订各类预防针刺伤发生和发生后的管理机制与措施实施流程。

3. 改善工作环境

在穿刺操作前，医护人员应避免可能对穿刺造成不良影响的环境因素。各类穿刺操作的视野环境应保持光线充足、明亮、舒适；操作台面应平展、宽敞，物品有序放置；实施各类穿刺操作前，应确保各种用具、工具、辅助用品在可及范围内，避免手持锐器远距离移动。

4. 加强患者管理

患者入院未经血液检测前，均可能为潜在的传染源。患者的血液或体液、分泌物及非完整皮肤黏膜均可能含有感染性因子，医护人员应积极落实标准预防，养成规范操作的习惯。另外还应及时了解患者的血液检测结果及病情，做到心中有数，为各项操作做好准备。为有明确血源性传播疾病的患者执行各类穿刺操作时宜戴双层手套，为不配合的患者做穿刺治疗时宜由他人协助。

5. 合理使用安全器具

安全器具使用率低是导致医务人员在护理操作时发生针刺伤的原因之一，因此临床必须正确使用安全型针具及锐器收集器具，以确保安全注射，避免针刺伤发生。穿刺时推荐使用带安全装置的锐器，包括安全型采血针及安全型留置针等，在购买针刺伤预防产品前应该调查是否安全、易操作；应选择防刺破且防渗漏的锐器回收容器，并将其放置在靠近锐器使用的地方，这样可有效防护针刺伤。医院管理者应倡导使用安全型注射器、输液器等，从硬件方面改善医务人员职业环境、从而降低锐器伤害的风险。随着护理安全器具的不断创新，临床已设计出一些多功能、多样化的锐器收集容器，其不仅被证实可有效降低针刺伤的发生，也从某种程度上解放了医务人员的双手，有效避免了针刺伤的发生。临床中应加强锐器盒的正确、合理使用。

第二节　其他感染性病原体职业暴露

其他感染性病原体职业暴露包括经空气传播疾病的呼吸道暴露、消化道暴露和接触暴露等，消化道暴露和接触暴露少见，本节主要讲述经空气传播疾病的呼吸道暴露。

经空气传播疾病是由悬浮于空气中、能在空气中远距离（＞1m）传播，并长时间保持感染性的飞沫核传播的一类疾病。包括开放性肺结核、新型冠状病毒肺炎、麻疹和水痘等。

1. 医疗机构工作人员经空气传播疾病预防与控制要求

（1）诊治疑似或确诊经空气传播疾病患者时，应在标准预防的基础上，根据疾病的传播途径采取空气隔离的防护措施。

（2）医疗机构工作人员防护用品选用应按照分级防护的原则，进入确诊或疑似空气传播疾病患者房间时，应佩戴医用防护口罩或呼吸器；根据暴露级别选戴帽子、手套、护目镜或防护面罩，穿隔离衣。

（3）工作人员穿脱个人防护用品要遵守正确的流程，确保医用防护口罩在安全区域最后脱卸。使用后的一次性个人防护用品应遵循《医疗废物管理条例》的要求处置；可重复使用的个人防护用品应清洗、消毒或灭菌后再用。

（4）应根据疫情防控需要，开展工作人员的症状监测，必要时应为高风险人群接种经空气传播疾病疫苗。

（5）医疗机构工作人员发生经空气传播疾病职业暴露时，应采用相应的免疫接种和（或）预防用药等措施。

2.经空气传播疾病的呼吸道暴露后处置流程

在新型冠状病毒肺炎“乙类甲管”期间，对于新型冠状病毒肺炎的呼吸道暴露有严格的处理流程，包括呼吸道局部的清理、隔离医学观察、预防用药、心理疏导等。目前常见的经空气传播疾病，例如肺结核、麻疹等，传染性较新型冠状病毒肺炎低，且这两类疫苗纳入国家计划免疫接种，人群中特异性抗体滴度高，有良好的保护作用，暴露后首先要执行报告制度，必要时应采用相应的免疫接种和（或）预防用药等措施，同时认真总结分析，预防类似事件的发生。

第六章　ICU 医院感染的监测

第一节　ICU 医院感染病例监测报告制度

一、监测要求

主管医生严密观察分管患者有无医院感染征象，及时进行感染相关检验检查，根据《医院感染诊断标准》确诊感染病例，24h 内通过医院 HIS 系统上报。对疑似医院感染病例，及时组织讨论，明确诊断后及时上报。

临床医生发现本病区严重感染或特殊感染病例，及时电话报告院医院感染管理科。

当某病区短期内（1周）同一种标本检出同一种病原菌3例以上时，应立即报告医院感染管理科。

监测医务人员职业暴露情况，特别是锐器刺伤的发生，按要求处理和报告。

二、监测内容

1. 住院基本情况

包括监测月份、住院号、科室、床号、姓名、年龄、入院日期、出院日期、住院天数、住院费用、疾病诊断、疾病转归、切口类型。

2. 医院感染情况

包括感染日期、感染诊断、感染与原发疾病的关系、医院感染危险因素（中心静脉插管、泌尿道插管、使用呼吸机、气管插管、气管切开、使用肾上腺糖皮质激素、早产、糖尿病、使用免疫抑制剂等）及相关性、医院感染培养标本名称、送检日期、病原体名称、药物敏感试验结果。

3. 监测月份患者出院情况

按科室记录出院人数，按科室和手术危险指数记录出院人数或同期住院患者住院日总数。

4. 目标性监测

按照《医院感染监测规范》要求进行。

三、资料分析、总结和反馈

结合历史同期和上月医院感染发病率资料，对资料进行总结分析，提出监测中发现问题，报告医院感染管理委员会并向临床科室反馈监测结果和分析建议。

每季度以《医院感染管理简报》形式向全院医务人员反馈。科室目标性监测反馈至科室，特殊情况及时通报。每季度将医院感染监测数据与其他医院进行比较，与数据库相关资料对比，评价控制效果。数据的核实由感染管理科主任负责。相关表格见表6–1~6–3。

表6-1 重症医学科三大导管每日评估单

<table>
<tr><td>床号</td><td colspan="2"></td><td>姓名</td><td colspan="2"></td><td colspan="2">住院号</td><td colspan="2"></td><td colspan="2">入科时间</td><td colspan="2"></td></tr>
<tr><td rowspan="2"></td><td colspan="5">中心静脉置管</td><td colspan="3">导尿管</td><td>气管切开时间</td><td colspan="3">年　月　日</td><td rowspan="2">签名</td></tr>
<tr><td colspan="3">类型</td><td colspan="2">评估拔管</td><td>类型</td><td colspan="2">评估拔管</td><td colspan="2">类型</td><td colspan="2">评估拔管</td></tr>
<tr><td>日期</td><td>CVC</td><td>PICC</td><td>HFC</td><td>是</td><td>否→原因</td><td>尿管</td><td>是</td><td>否→原因</td><td>TR：换管时间</td><td>TU</td><td>是</td><td>否→原因</td><td></td></tr>
<tr><td></td><td></td><td></td><td></td><td></td><td></td><td></td><td></td><td></td><td></td><td></td><td></td><td></td><td></td></tr>
<tr><td></td><td></td><td></td><td></td><td></td><td></td><td></td><td></td><td></td><td></td><td></td><td></td><td></td><td></td></tr>
<tr><td></td><td></td><td></td><td></td><td></td><td></td><td></td><td></td><td></td><td></td><td></td><td></td><td></td><td></td></tr>
<tr><td></td><td></td><td></td><td></td><td></td><td></td><td></td><td></td><td></td><td></td><td></td><td></td><td></td><td></td></tr>
<tr><td></td><td></td><td></td><td></td><td></td><td></td><td></td><td></td><td></td><td></td><td></td><td></td><td></td><td></td></tr>
<tr><td>填写注意事项：</td><td colspan="13">1.填写时，CVC简写C，PICC简写P，HFC简写H，气管插管用TU表示，气管切开用TR表示。
2.类型一栏填写格式：D+置管天数，例如第一天：D1。
3.每日评估是否拔管，“√”即可，并填写相应不拔出原因序号。填写格式：名称+原因，如C1、P1、H1、TR1、TU2。
4.特别注明：每日必须检查是否有导管感染，一旦发现，在备注里用红色三角号△做出标记。</td></tr>
<tr><td colspan="7">中心静脉置管不拔除原因：
1.血流动力学监测，大量而快速输液，药物维持血压。
2.重症患者的静脉输液通道需要长期肠外营养。
3.需要血液透析或滤过</td><td colspan="7">气管切开套管不拔除原因：
1.改善肺部换气功能，减少呼吸道阻力，利于通气。
2.避免昏迷或危重患者因分泌物造成误吸。
3.争取时间治疗原发病</td></tr>
<tr><td colspan="7">导尿管不拔除原因：
1.准确记录出入量。
2.为尿潴留或失禁的患者引流尿液。
3.测量腹内压</td><td colspan="7">气管插管不拔除原因：
1.保护气道，维持气道通畅。
2.需要机械通气，进行呼吸支持和治疗</td></tr>
</table>

表6-2　重症医学科医院感染持续质量改进分析表

年　月

一、科室指标完成情况及上月问题整改情况

二、感染率、漏报率分析

三、手卫生

四、微生物送检率

五、多重耐药菌感染

六、上月问题追踪

七、存在问题及原因分析

八、院级反馈问题

九、科室自查问题

十、整改措施

表6-3 季度感染管理质控会议及感染病例分析讨论记录

时间		地点		主持人	

参加人员签名：

主要内容：

一、本季度科室感控工作情况及上季度问题整改情况：

1.感染率、漏报率、微生物送检率；手卫生管理；多重耐药菌感染；医疗废物管理等

2.上季度问题改进情况追踪

二、存在问题及原因分析

1.院级反馈问题

2.科室自查问题

三、整改措施

四、感染病例讨论、分析、主要改进措施

五、传达或学习院级院感培训或要求，进行科室院感知识考试

记录者：感控医生/护士签名

科室负责人签名：

第二节　ICU医院感染暴发应急预案

一、医院感染暴发监测、报告

1. 报告范围

包括医院感染暴发和疑似医院感染暴发。

（1）医院感染暴发：是指在医疗机构或其科室的患者中，短时间内发生3例以上同种同源感染病例的现象。

（2）疑似医院感染暴发：是指在医疗机构或其科室的患者中，短时间内发生3例以上临床综合征相似、怀疑有共同传染源的感染病例；或3例以上怀疑有共同传染源或感染途径的感染病例现象。

2. 日常监测

临床科室主管医生负责日常散发病例的监测报告，当发现医院感染暴发或疑似医院感染暴发时，立即按要求上报；微生物室发现流行趋势立即按要求上报；医院感染管理专职人员定期对病区进行医院感染前瞻性调查，及时发现医院感染病例。

3. 预警

医院感染管理科根据监测信息，按照感染暴发事件的发生、发展规律和特点，及时分析其危害程度、可能的发展趋势，及时做出预警。

4. 科室报告

（1）发现医院感染暴发的科室或微生物室应立即电话或书面报告医院感染管理科。如遇非上班时间或其他特殊原因不能以电话或当面方式进行报告的，应报院行政值班，院行政值班通知感染管理科人员。

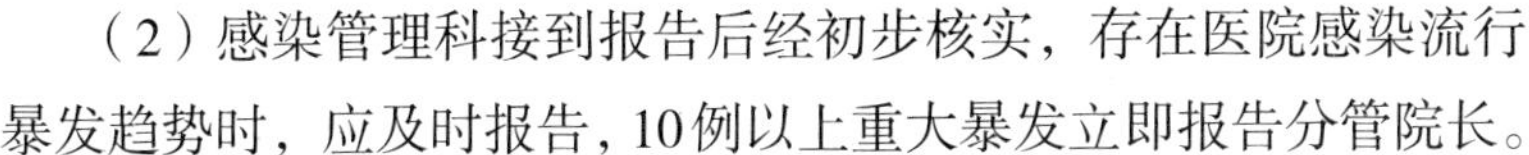

（2）感染管理科接到报告后经初步核实，存在医院感染流行暴发趋势时，应及时报告，10例以上重大暴发立即报告分管院长。

5. 医院报告

（1）发现以下情形时，应当于12h内向所在地卫生行政部门报告，并同时向所在地疾病预防控制机构报告：①5例以上疑似医院感染暴发；②3例以上医院感染暴发。

（2）发现以下情形时，应当于2h内向所在地卫生行政部门报告，并同时向所在地疾病预防控制机构报告。①10例以上医院感染暴发；②发生特殊病原体或新发病原体的医院感染；③可能造成重大公共影响或严重后果的医院感染。

二、医院感染暴发应急处置措施

1. 小组会议

分管院长接到报告后立即召开医院感染暴发应急处置小组会议，确定事件严重性，报医院领导小组，启动预案，各小组根据职责开展工作。

2. 成立调查小组

责任科室立即成立调查小组，积极协助查找原因，根据院感科的建议采取有效的消毒、隔离措施，控制传染源，切断传播途径，对患者积极实施救治，同时密切观察有无新增患者。

3. 感染管理科积极进行流行病学调查

（1）医院感染管理科接到暴发事件应急报告后应尽快赶赴事发现场，采取相应措施，初步证实流行或暴发。

（2）证实流行或暴发：对怀疑患有同类感染的病例进行确认，计算其罹患率。若罹患率显著高于该科室历年医院感染一般发病率水平，则证实有流行或暴发。

（3）查找传染源：对感染患者、接触者、可疑传染源、环境、物品、医务人员、陪护人员等进行病原学检查。

（4）查找感染因素：对感染患者及周围人群进行详细流行病学调查。

（5）调查资料分析：对病例的科室分布、人群分布和时间分布进行描述；分析流行或暴发的原因，推测可能的传染源、感染途径或感染因素，结合实验室检查结果和采取控制措施的效果综合做出判断。

（6）书写调查报告：总结经验教训，制定防范措施。

4. 医务处调查与控制

医务处协助开展医院感染暴发调查与控制，负责调配医疗人员对医院感染病例实施医疗救治，包括诊断、治疗、患者转运、监护；组织对高危人群进行卫生应急体检，与患者沟通，稳定患者情绪。

5. 护理部调查与控制

护理部协助开展医院感染暴发调查与控制，根据需要调配护理人员，落实消毒隔离措施及感染患者的各项护理工作。

6. 保障工作

药学部、医学工程部、总务处负责药品、设备、器材、病房设施、防护用品、消毒药械的供应、储备等保障工作。

7. 调查配合

临床科室保存好相关资料，积极配合专职人员调查、监测，不得拒绝和阻碍，不得提供虚假材料。临床科室根据医院领导小组讨论决定是否暂停收治新患者、暂停手术或诊疗项目等。

8. 分析、总结

医院感染管理科对调查结果进行分析、总结，并通报全院，最后形成文字资料存档。

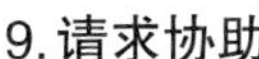

9.请求协助

特别重大事件应及时请求疾病预防控制中心参与，或请示上级主管部门予以协助处理。

10.调查同类因素

当其他医院发生医院感染流行或暴发时，应对本院同类潜在危险因素进行调查并采取相应控制措施。

11.解释权

医院感染管理委员会有对隔离措施的解释权、制定权和执行权。当对某一项隔离措施有意见时，最终的仲裁者应是医院感染管理科、分管院长、院长。

12.应急反应的终止

需要符合以下条件：暴发事件隐患或相关危险因素消除，一周无新发病例或末例医院感染病例发生后经过最长潜伏期无新的病例出现。

三、善后工作

1.效果评价

暴发事件应急处置结束后，在应急领导小组的统一领导和指挥下，各应急小组对暴发事件的应急处理进行评估。

2.评估

内容主要包括事件概况、现场调查处理概况、患者救治情况、所采取的措施的效果评价、应急处理过程中存在的问题和取得的经验及改进建议。

四、医院感染暴发报告、应急处置流程

医院感染暴发报告、应急处置流程如图6–1所示。

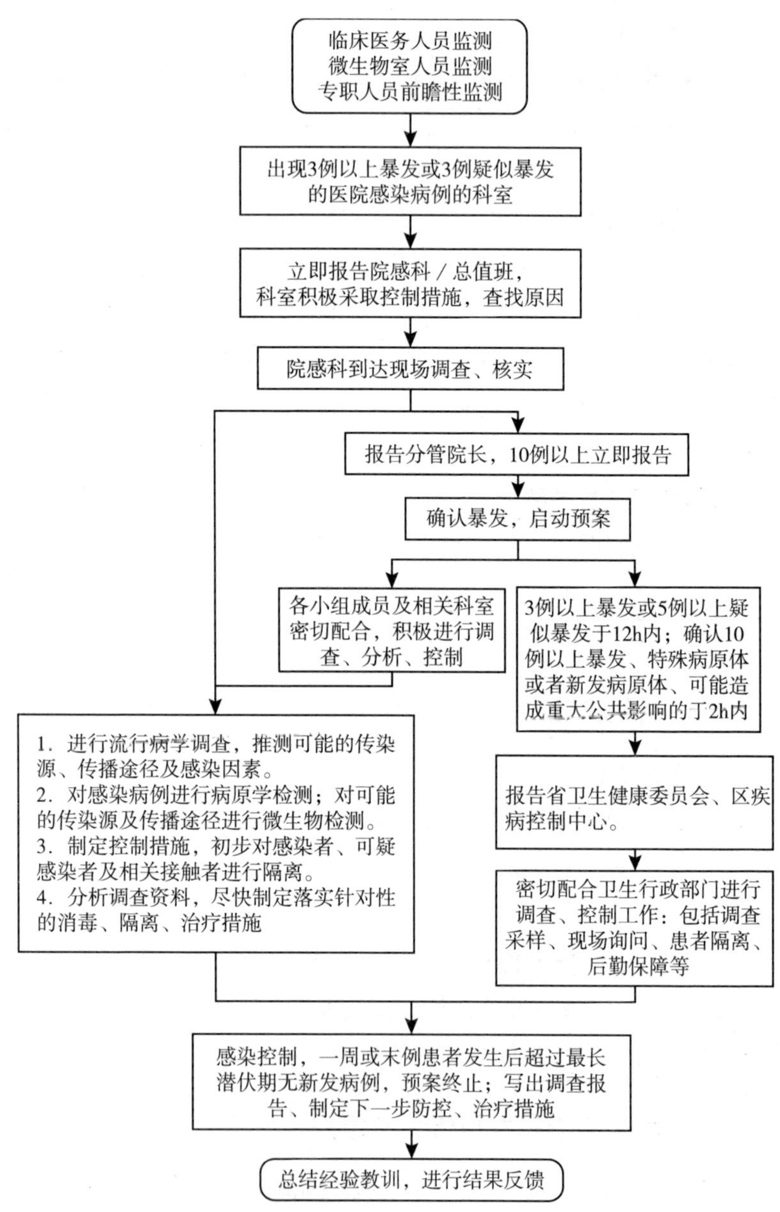

图6-1 医院感染暴发报告、应急处置流程图

医院感染散发病例监测流程如下图所示。

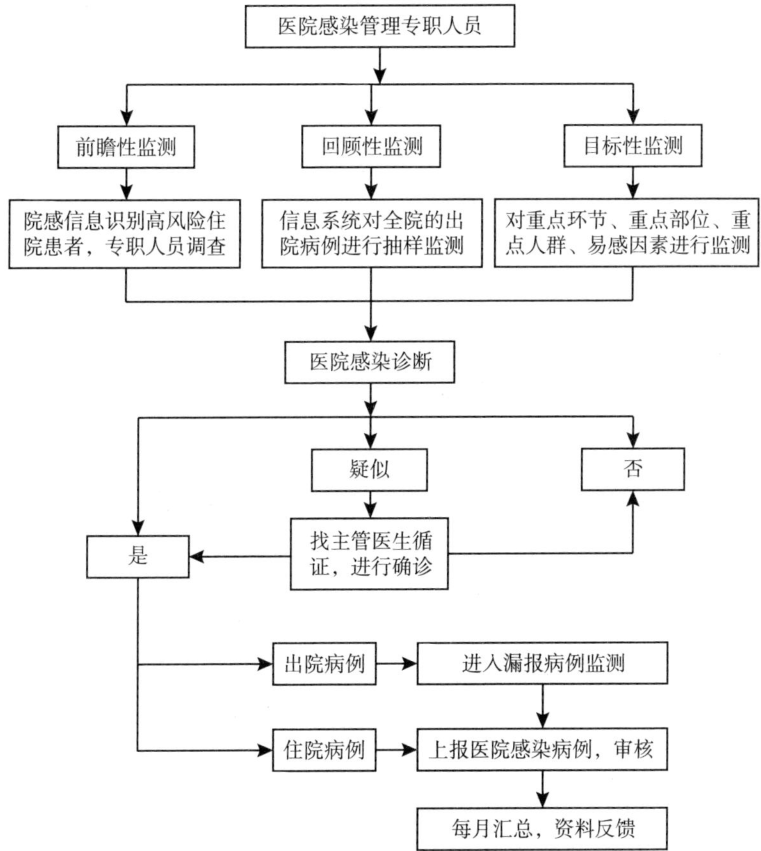

图6-2 散发病例监测流程

附录

附录6-1：医院感染暴发报告表

□初次　　□订正

A. 1 开始时间：____年__月____日至____年____月____日

A. 2 发生地点：______________医院（妇幼保健院）______科______病区

A. 3 感染初步诊断：____________________；

*医院感染诊断：____________________；

A. 4 可能病原体：____________________；

*医院感染病原体：____________________；

A. 5 累计患者数：________例，*感染患者数：__________例；

A. 6 患者感染预后情况：痊____例，正在治疗____例，病危______例，死亡____例；

A. 7 可能传播途径：呼吸道（　）、消化道（　）、接触传播（　）、血液体液（　）、医疗器械（侵入性操作）（　）、不明（　　　　　　　）

*传播途径：______________________

A. 8 可能传染源：患者、医务人员、医疗器械、医院环境、食物、药物、探视者、陪护者、传染源不明。

*传染源：______________________

A. 9 感染患者主要相同临床症状：____

A. 10 医院环境卫生学主要监测结果：____________________________

A. 11 感染患者主要影像学检查结果（X线、CT、MRI、B超）：______________

A. 12 感染患者主要病原学检查结果（涂片革兰染色、培养、病毒检测结果、血清学检查结果、同源性检查结果等）：______________________________。

A. 13 暴发的详细描述（主要包括暴发开始时间、地点、罹患情况、主要临床表现与实验室检查结果、调查处置经过与效果、暴发原因初步分析、*需要总结的经验等）：

报告单位：　　　　　　　　　　填表人：

报告日期：　　　　　联系人电话（手机）：　　　　　详细通讯地址与邮政编码：

填表注意事项：分初次报告和订正报告，请标明并逐项填写，带*号的内容供订正报告时填写。暴发事件的详细描述本表不够时可另附纸填写。

参考依据

（1）《医院感染暴发控制指南》（WS/T 524—2016）；

（2）《医院感染暴发报告及处置管理规范》（卫医政发〔2009〕73号）。

第七章　器械相关感染的预防和控制措施

第一节　ICU侵入性器械/操作相关感染防控制度

依据国家《医疗机构感染预防与控制基本制度》之《侵入性器械/操作相关感染防控制度》的要求，结合重症医学科的实际情况（请临床科室参考），制定此制度。

一、侵入性器械相关感染防控制度

侵入性器械相关感染的防控主要包括但不限于血管内导管相关血流感染、导尿管相关性尿路感染、呼吸机相关肺炎和透析相关感染的预防与控制。

基本要求：各科室自行建立本科的医疗活动中使用的侵入性诊疗器械目录。制定并实施临床使用各类侵入性诊疗器械相关感染防控的具体措施。实施临床使用侵入性诊疗器械相关感染病例的目标性监测。开展临床使用侵入性诊疗器械相关感染防控措施，执行依从性监测，根据病例及干预措施依从性监测数据进行持续质量改进。有记录。

二、手术及其他侵入性操作相关感染防控制度

本制度指诊疗活动中与外科手术或其他侵入性操作（包括介入诊疗操作、内镜诊疗操作、CT/超声等引导下穿刺诊疗等）相关感染预防与控制活动的规范性要求。

基本要求：建立本科室诊疗活动中开展的手术及其他侵入性诊疗操作的目录。制定并实施开展的各项手术及其他侵入性诊疗操作的感染防控措施，以及防控措施执行依从性监测的规则和流程。根据患者病情和拟施行手术及其他侵入性诊疗操作的种类进行感染风险评估，并依据评估结果采取针对性的感染防控措施。规范手术及其他侵入性诊疗操作的抗菌要求预防性使用。实施手术及其他侵入性诊疗操作相关感染病例目标性监测。根据病例及干预措施执行依从性监测，进行持续质量改进。开展手术及其他侵入性诊疗操作相关感染防控措施，执行依从性监测。

第二节　重点部位医院感染诊断标准规定

一、概念

1. 医院感染

是指住院患者在医院内获得的感染，包括在住院期间发生的感染和在医院内获得出院后发生的感染；但不包括入院前已开始或入院时已处于潜伏期的感染。医院工作人员在医院内获得的感染也属医院感染。

2. 呼吸机相关性感染

是指建立人工气道并接受机械通气或停机48h内出现的肺实质感染，包括气管–支气管炎、肺炎、肺脓肿。

3. 导管相关血流感染（CRBSI）

是指带有血管内导管或拔除血管内导管48h内的患者出现菌血症或真菌血症，并伴有发热（＞38℃）、寒战或低血压等感染表现，除血管导管外没有其他明确的传染源。实验室微生物学检查显示：外周静脉血培养细菌或真菌阳性；或从导管段和外周血培养出相同种类、相同药敏结果的致病菌。

4. 导尿管相关性尿路感染

主要是指患者留置导尿管后，或拔除导尿管48h内发生的泌尿系统感染（含留置导尿、输尿管镜、各种尿路引流及其护理等有关侵入性的操作和设备引起的感染。

5. 手术部位感染

分为表浅切口感染、深部切口感染、器官或腔隙感染。

二、医院感染诊断原则

1. 医院感染

（1）无明确潜伏期的感染，规定入院48h后发生的感染为医院感染；有明确潜伏期的感染，自入院时起超过平均潜伏期后的感染为医院感染。

（2）本次感染直接与上次住院有关。

（3）在原有感染基础上出现其他部位新的感染（除外脓毒血症迁徙灶），或在原感染已知病原体基础上又分离出新的病原体（排除污染或原来的混合感染）的感染。

（4）新生儿在分娩过程中和产后获得的感染。

（5）由于诊疗措施激活的潜在性感染，如疱疹病毒、结核杆菌等的感染。

（6）医务人员在医院工作期间获得的感染。

2. 非医院感染

（1）皮肤黏膜开放性伤口只有细菌定植而无炎症表现。

（2）由于创伤或非生物性因子刺激而产生的炎症表现。

（3）新生儿经胎盘获得（出生后48h内发病）的感染，如单纯疱疹、弓形体病、水痘等。

（4）患者原有的慢性感染在医院内急性发作。

（5）医院感染按临床诊断报告，力求做出病原学诊断。

三、呼吸道相关性感染

1.临床诊断

使用呼吸治疗装置（含气管插管、气管切开、呼吸机等）至停用48h后出现。符合下述两条之一即可诊断。

（1）必备条件：咳嗽、咳痰；肺部湿啰音。

符合下列情况之一即可诊断：①发热；②白细胞总数和或中性粒细胞比例增高；③胸部X线显示肺部有炎症浸润性病变（原胸片肺部正常）。

（2）其他：慢性气道疾病患者稳定期（慢性支气管炎症伴或不伴阻塞性肺气肿、哮喘、支气管扩张症）继发急性感染，并有病原学改变或X线胸片显示与入院时比较有明显改变或新病变。

2.病原学诊断

临床诊断基础上，符合下述6条之一即可诊断。

（1）经筛选的痰液，连续两次分离到相同病原体；一次非定植菌。

（2）痰细菌定量培养分离病原菌数≥10^6cfu/ml；纤支镜≥10^5cfu/ml；肺泡灌洗≥10^4cfu/ml；防污染刷灌洗。

（3）血培养或并发胸腔积液者的胸液分离到病原体。

（4）经纤维支气管镜或人工气道吸引采集的下呼吸道分泌物病原菌数≥10^5cfu/ml；经支气管肺泡灌洗（BAL）分离到病原菌数≥10^4cfu/ml；或经防污染标本刷（PSB）、防污染支气管肺泡灌洗（PBAL）采集的下呼吸道分泌物分离到病原菌，而原有慢性阻塞性肺病包括支气管扩张者病原菌数必须≥10^3cfu/ml。

（5）痰或下呼吸道采样标本中分离到通常非呼吸道定植的细

菌或其他特殊病原体。

（6）免疫血清学、组织病理学的病原学诊断证据。

3.注意事项

（1）病原的多样性。

（2）采集标本的方法涉及其诊断价值。

（3）检出菌的药敏结果是治疗方案的重要依据。

（4）病原的常变性，需反复采样送检。

（5）胸水、血培养阳性有诊断价值。

4.说明

痰液筛选的标准为痰液涂片镜检鳞状上皮细胞＜10个/低倍视野和白细胞＞25个/低倍视野或鳞上皮细胞：白细胞≤1∶2.5；免疫抑制和粒细胞缺乏患者见到柱状上皮细胞或锥状上皮细胞与白细胞同时存在，白细胞数量可以不严格限定。

应排除非感染性原因如肺栓塞、心力衰竭、肺水肿、肺癌等所致的下呼吸道的胸片的改变。

病变局限于气道者为医院感染气道-支气管炎；出现肺实质炎症（X线显示）者为医院感染肺炎（包括肺脓肿），报告时需分别注明。

四、血管相关性感染

1.局部感染类型

静脉炎、化脓性血栓炎、出口处感染（穿刺部位2cm以内的感染）、通道感染（出口周围2cm以外的感染）、储袋感染（皮下储袋内储液感染）、蜂窝织炎，报告时需分别注明。

2.临床诊断

符合下述3条之一即可诊断。

（1）静脉穿刺部位有脓液排出或有弥散性红斑（蜂窝组织炎

的表现）。

（2）沿导管的皮下行走部位出现疼痛性弥散性红斑并排除理化因素所致。

（3）经血管介入性操作，发热＞38℃，局部有压痛，无其他原因可解释。

3. 病原学诊断

导管尖端培养和/或血液培养分离出有意义的病原微生物。

4. 说明

导管管尖培养其接种方法应取导管尖端5cm，在血平板表面往返滚动一次，细菌菌数≥15cfu/平板即为阳性。

从穿刺部位抽血定量培养，细菌菌数≥100cfu/ml；或细菌菌数相当于对侧同时取血培养的4~10倍；或对侧同时取血培养出同种细菌。

五、导尿管相关泌尿系感染

1. 临床诊断

患者出现尿频、尿急、尿痛等尿路刺激症状，或有下腹触痛、肾区叩痛，伴有或不伴有发热，并且尿检白细胞男性≥5个/高倍视野，女性≥10个/高倍视野，插导尿管者应当结合尿培养。

2. 病原学诊断

在临床诊断的基础上，符合以下条件之一。

（1）清洁中段尿或导尿留取尿液（非留置导尿）培养革兰阳性球菌菌落数≥10^4cfu/ml，革兰阴性杆菌菌落数≥10^5cfu/ml。

（2）耻骨联合上膀胱穿刺留取尿液培养的细菌菌落数≥10^3cfu/ml。

（3）新鲜尿液标本经离心应用相差显微镜检查，在每30个视野中有半数视野见到细菌。

（4）经手术、病理学或影像学检查，有尿路感染证据的患者虽然没有症状，但在1周内有内镜检查或导尿管置入，尿液培养革兰阳性球菌菌落数≥10^4cfu/ml，革兰阴性杆菌菌落数≥10^5cfu/ml，应当诊断为无症状性菌尿症。

3.说明

留置尿管48h后，查尿常规，入院时尿常规正常。

室温下尿标本放置＞2h后进行接种者的尿培养阳性结果无诊断价值。

六、手术部位感染

（一）表浅手术切口感染

手术后30天以内发生的仅累及切口皮肤或皮下组织的感染。

1.临床诊断

具有下述3条之一，临床医生可诊断为表浅切口手术部位感染。

（1）切口浅部组织有化脓性液体。

（2）从切口浅部组织的液体或组织中培养出病原体。

（3）具有感染的症状或体征，包括局部发红、肿胀、发热、疼痛和触痛，外科医师开放的切口浅层组织。

2.病原学诊断

临床诊断基础上细菌培养阳性。

3.说明

下列情形不属于表浅手术切口感染。

（1）针眼处脓点（仅限于缝线通过处的轻微炎症和少许分泌物）。

（2）创口包括外科手术切口和意外伤害所致伤口，为避免混乱，不用“创口感染”一词。

（3）会阴切开术或新生儿包皮环切术手术部位感染。

（4）感染的烧伤创面及溶痂的Ⅱ、Ⅲ度烧伤创面。

（二）深部切口感染

无植入物手术后30天内及有植入物（如人工心脏瓣膜、人造血管、机械心脏、人工关节等）术后1年内发生的与手术有关并涉及切口深部软组织（深筋膜和肌肉）的感染。

1.临床诊断

符合上述规定，并具有下述4条之一即可诊断。

（1）从深部切口引流或穿刺抽到脓液，但脓液不是来自器官或腔隙部分。

（2）切口深部组织自行裂开或由外科医师开放的切口。同时，患者具有感染的症状或体征，包括局部发热、肿胀及疼痛。

（3）经直接检查、再次手术探查、病理学或影像学检查，发现切口深部组织脓肿或其他感染证据。

（4）临床医生诊断的深部切口感染。

2.病原学诊断

临床诊断基础上，分泌物细菌培养阳性。

（三）器官（或腔隙）感染

无植入物手术后30天、有植入物手术后1年内发生的与手术有关（除皮肤、皮下、深筋膜和肌肉以外）的器官或腔隙感染。

第三节　呼吸机相关性肺炎感染预防与控制措施

呼吸机相关性肺炎（VAP）是指带有气管内导管使用呼吸机或拔除气管内导管48h内患者出现的下呼吸道感染。

一、呼吸机及相关装置储存及使用

（1）呼吸治疗装置包括湿化瓶、湿化器、积水瓶、螺纹管、气管插管等，须干燥储存，包装完整，保持密闭性及外层的清洁。

（2）湿化器添加水应使用无菌用水，须注明开瓶时间，24h内使用。

（3）氧气湿化器每周更换清洗消毒，湿化液每天更换；呼吸机螺纹管及湿化器每周更换1次，有明显分泌物污染及时更换。

二、呼吸机及相关装置清洁与消毒

（1）重复使用的湿化瓶、湿化器、积水瓶、螺纹管等放入加盖容器内，密闭运送至消毒供应中心清洗、消毒、烘干及密封包装。

（2）感染性疾病患者在隔离治疗期间使用的呼吸治疗装置，首选一次性器材；重复使用的物品应专人专用，使用后密闭送消毒供应中心处理。

三、工作人员要求

（1）吸痰操作时应严格遵循无菌操作原则，按照《手卫生管理制度》进行手卫生，同时做好个人防护。

（2）医务人员患有皮肤感染、流行性感冒等疾病时，不可接触患者。

四、患者预防措施

（1）如无禁忌证，应将床头抬高30°~45°。加强口腔护理，对存在VAP高危因素的患者，使用有消毒作用的口腔含漱液进行口腔护理，每6~8h一次。

（2）鼓励患者手术后（尤其是胸部和上腹部手术后）早期下床活动。

（3）指导患者正确咳嗽，必要时予以翻身、拍背，以利于痰液引流。

（4）机械通气48h后采集痰培养监测。

（5）提倡积极使用胰岛素控制血糖。

（6）将感染与非感染患者分开安置；病房按时开窗通风；特殊呼吸道感染患者，按标准预防执行。

（7）对于器官移植、粒细胞减少症等严重免疫功能抑制患者，应进行保护性隔离，包括安置于层流室。医务人员进入病室时须戴口罩、帽子，穿无菌隔离衣等。

（8）应每天评估镇静药使用的必要性，尽早停药。

（9）做吸入治疗的雾化器，不同患者之间高水平消毒处理；一次性雾化器一次性使用；单人使用的雾化吸入器用后清洁干燥保存，并按厂家说明使用。雾化液须用无菌液。

（10）对使用机械性通气的患者及脑外科、腹部外科、心血管外科术后等高危感染院内肺炎的患者进行监控。

五、呼吸机的使用注意事项

（1）严格掌握气管插管或切开适应证，使用呼吸机辅助呼吸的患者应优先考虑无创通气。

（2）如要插管尽量使用经口的气管插管。

（3）保持气管插管气囊压力在25~30cmH_2O以上。

（4）医务人员在吸痰时应严格遵循无菌操作原则，戴手套。吸痰前、后应做手卫生。

（5）螺纹管冷凝水应及时倾倒，不可使冷凝水流向患者气道。

（6）每日评估是否停用镇静剂、撤机和拔管，减少插管天数。

（7）定期对医务人员及保洁人员进行相关预防控制措施的教育培训。

六、重症医学科防范呼吸机相关性肺炎的集束化措施

（1）床头抬高30°~45°。

（2）应用抑酸剂防治应急性胃溃疡并尽早停用。

（3）实时评估，避免过度镇静。

（4）每日评估呼吸功能，尽早脱机。

（5）操作前洗手。

（6）预防深静脉血栓形成。

参考依据

《重症监护病房医院感染预防与控制规范》（WS/T 509–2016）。

第四节　血管内导管相关血流感染预防与控制措施

导管相关血流感染（CRBSI）是指带有血管内导管或拔除血管内导管48h内的患者出现菌血症或真菌血症，并伴有发热（＞38℃）、寒战或低血压等感染表现，除血管导管外没有其他明确的传染源。实验室微生物学检查显示外周静脉血培养细菌或真菌阳性；或从导管段和外周血培养出相同种类、相同药敏结果的致病菌。

（一）培训与管理

置管人员和导管维护人员应接受导管相关操作和感染预防相

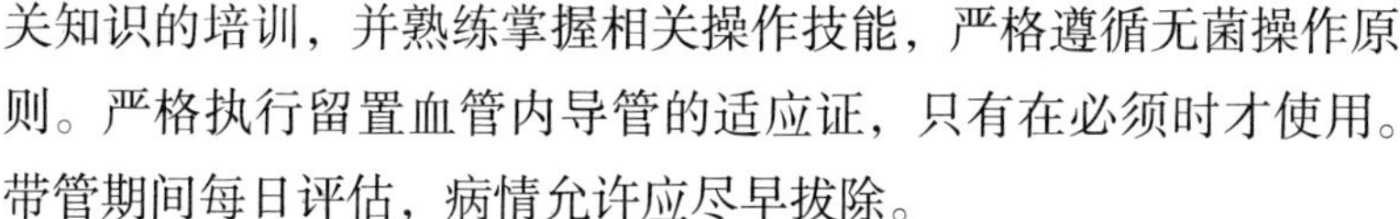

关知识的培训，并熟练掌握相关操作技能，严格遵循无菌操作原则。严格执行留置血管内导管的适应证，只有在必须时才使用。带管期间每日评估，病情允许应尽早拔除。

（二）置管时

（1）严格执行无菌技术操作规程。置管时应当遵守最大限度的无菌屏障要求。置管部位应当铺大无菌单（巾）。置管人员应当戴帽子、口罩、无菌手套，穿无菌手术衣。

（2）严格按照《医务人员手卫生规范》认真洗手并戴无菌手套，尽量避免接触穿刺点皮肤。置管过程中手套污染或破损应当立即更换。

（3）置管使用的医疗器械、器具等医疗用品和各种敷料必须达到灭菌水平。

（4）选择合适的静脉置管穿刺点，成人中心静脉置管时，应当首选锁骨下静脉，尽量避免使用颈静脉和股静脉。

（5）采用卫生行政部门批准的皮肤消毒剂消毒穿刺部位皮肤，宜使用有效含氯≥2g/L氯已定醇溶液局部擦拭2~3遍，自穿刺点由内向外以同心圆方式消毒，消毒范围应当符合置管要求。消毒后皮肤穿刺点应当避免再次接触。皮肤消毒待干后，再进行置管操作。

（6）患疖肿、湿疹等皮肤病或患感冒、流行感冒等呼吸道疾病，以及携带或感染多重耐药菌的医务人员，在未治愈前不应当进行置管操作。

（三）置管后

（1）应当尽量使用无菌透明、透气性好的敷料覆盖穿刺点，对于高热、出汗及穿刺点出血、渗出的患者应当使用无菌纱布覆盖。

（2）应当定期更换置管穿刺点覆盖的敷料。更换间隔时间：无菌纱布1次/2天，无菌透明敷料为1~2次/周，如果纱布或敷料出现潮湿、松动、可见污染时应当立即更换。

（3）医务人员接触置管穿刺点或更换敷料时，应当严格执行手卫生规范。

（4）三通锁闭保持清洁，注射药物前，应当用75%酒精或含碘消毒剂进行消毒，待干后方可注射药物。发现污垢或残留血迹时，应及时更换。

（5）告知置管患者在沐浴或擦身时应当注意保护导管，不要把导管淋湿或浸入水中。

（6）在输血、输入血制品、脂肪乳剂后的24h内或停止输液后，应当及时更换输液管路。外周及中心静脉置管后，应当用生理盐水或肝素盐水进行常规冲管，预防导管内血栓形成。

（7）严格保证输注的液体无菌。

（8）紧急状态下的置管，若不能保证有效的无菌原则，应当在48h内尽快拔除导管，更换穿刺部位后重新进行置管，并作相应处理。

（9）怀疑患者发生导管相关感染，或患者出现静脉炎、导管故障时，应当及时拔除导管。必要时应当进行外周血、导管尖端和导管内血液微生物培养。在符合血管内导管所致血行感染诊断标准时，应在4h内获得抗菌药物治疗，72h无效重复病原学检查。

（10）医务人员应当每天对保留导管的必要性进行评估，不需要时应当尽早拔除导管。

（11）导管不宜常规更换，特别是不应当为预防感染而定期更换中心静脉导管和动脉导管。

（12）有完整的操作与观察处置记录。

（13）有导管相关血流感染者，如有症状、体征、病原菌及其耐药性的记录、分析，应及时报告感染管理科。

（14）透析患者最好进行血管造瘘或血管移植，透析用的导管，不要用于其他操作。

（15）预防感染用药：穿刺前和留置血管内导管过程中，不要常规全身使用抗生素来预防。

参考依据

（1）《重症监护病房医院感染预防与控制规范》（WS/T 509-2016）;

（2）《导管相关血流感染预防与控制技术指南》（卫办医政发〔2010〕87号）。

附录

附录7-1:《血管导管相关感染预防与控制指南（2021版）》

留置血管内导管是为患者实施诊疗时常用的医疗操作技术。置管后的患者存在发生血管导管相关感染的风险。血管导管根据进入血管的不同分为动脉导管和静脉导管，静脉导管根据导管尖端最终进入血管位置分为中心静脉导管（PICC）和外周静脉导管。

一、概念

血管导管相关感染（VCAI）是指留置血管导管期间及拔除血管导管后48h内发生的原发性且与其他部位感染无关的感染，包括血管导管相关局部感染和血流感染。患者局部感染时出现红、肿、热、痛、渗出等炎症表现，血流感染除局部表现外还会出现发热（＞38℃）、寒战或低血压等全身感染表现。血流感染实验室微生物学检查结果外周静脉血培养细菌或真菌阳性，或从导管尖端和外周血培养出相同种类、相同药敏结果的致病菌。

二、预防要点

（一）管理要求

（1）医疗机构应当健全预防血管导管相关感染的规章制度，制定并落实预防与控制血管导管相关感染的工作规范和操作规程，明确相关责任部门和人员职责。

（2）应当由取得医师、护士执业资格，并经过相应技术培训的医师、护士执行血管导管留置、维护与使用。

（3）相关医务人员应当接受各类血管导管使用指征、置管方法、使用与维护、血管导管相关感染预防与控制措施的培训和教育，熟练掌握相关操作规程，并对患者及家属进行相关知识的宣教。

（4）医务人员应当评估患者发生血管导管相关感染的风险因素，实施预防和控制血管导管相关感染的工作措施。

（5）中心导管置管环境应当符合《医院消毒卫生标准》中医疗机构Ⅱ类环境要求。

（6）医疗机构应当建立血管导管相关感染的主动监测和报告体系，开展血管导管相关感染的监测，定期进行分析反馈，持续质量改进，预防感染，有效降低感染率。

（二）感染预防要点

1. 置管前预防措施

（1）严格掌握置管指征，减少不必要的置管。

（2）对患者置管部位和全身状况进行评估。选择能够满足病情和诊疗需要的、管腔最少、管径最小的导管。选择合适的留置部位，中心静脉置管成人建议首选锁骨下静脉，其次选颈内静脉，不建议选择股静脉；连续肾脏替代治疗时建议首选颈内静脉。

（3）置管使用的医疗器械、器具、各种敷料等医疗用品应当符合医疗器械管理相关规定的要求，必须无菌。

（4）患疖肿、湿疹等皮肤病或呼吸道疾病（如感冒、流行感冒等）的医务人员，在未治愈前不应进行置管操作。

（5）如为血管条件较差的患者进行中心静脉置管或经外周静脉置入中心静脉导管有困难时，有条件的医院可使用超声引导穿刺。

2.置管中预防措施

（1）严格执行无菌技术操作规程。置入中心静脉导管、中线导管、全植入式血管通路（输液港）时，必须遵守最大无菌屏障要求，戴工作圆帽、医用外科口罩，按《医务人员手卫生规范》有关要求执行手卫生并戴无菌手套，穿无菌手术衣或无菌隔离衣，铺覆盖患者全身的大无菌单。置管过程中手套污染或破损时应立即更换。置管操作辅助人员应戴工作圆帽、医用外科口罩、执行手卫生。完全植入式导管（输液港）的植入与取出应在手术室进行。

（2）采用符合国家相关规定的皮肤消毒剂消毒穿刺部位。建议采用含洗必泰醇浓度＞0.5%的消毒液进行皮肤局部消毒。

（3）中心静脉导管置管后应当记录置管日期、时间、部位、置管长度，导管名称和类型、尖端位置等，并签名。

3.置管后预防措施

（1）应当尽量使用无菌透明、透气性好的敷料覆盖穿刺点，对高热、出汗、穿刺点出血、渗出的患者可使用无菌纱布覆盖。

（2）应当定期更换置管穿刺点覆盖的敷料。更换间隔时间：无菌纱布至少1次/2天，无菌透明敷料至少1次/周，敷料出现潮湿、松动、可见污染时应当及时更换。

（3）医务人员接触置管穿刺点或更换敷料前，应当严格按照《医务人员手卫生规范》有关要求执行手卫生。

（4）尽量减少三通等附加装置的使用。保持导管连接端口的清洁，每次连接及注射药物前，应当用符合国家相关规定的消毒剂，按照消毒剂使用说明对端口周边进行消毒，待干后方可注射药物；如端口内有血迹等污染时，应当立即更换。

（5）应当告知置管患者在沐浴或擦身时注意保护导管，避免导管淋湿或浸入水中。

（6）输液1天或停止输液后，应当及时更换输液管路。输血时，应在完成每个单位输血或每隔4h更换给药装置和过滤器；单独输注静脉内脂肪剂（IVFE）时，应每隔12h更换输液装置。外周及中心静脉置管后，应当用不含防腐剂的生理盐水或肝素盐水进行常规冲封管，预防导管堵塞。

（7）严格保证输注液体无菌。

（8）紧急状态下的置管，若不能保证有效的无菌原则，应当在2天内尽快拔除导管，病情需要时更换穿刺部位重新置管。

（9）应当每天观察患者导管穿刺点及全身有无感染征象。当患者穿刺部位出现局部炎症表现或出现全身感染表现，怀疑发生血管导管相关感染时，建议综合评估决定是否需要拔管。如怀疑发生中心静脉导管相关血流感染，拔管时建议进行导管尖端培养、经导管取血培养及经对侧静脉穿刺取血培养。

（10）医务人员应当每天对保留导管的必要性进行评估，不需要时应当尽早拔除导管。

（11）若无感染征象时，血管导管不宜常规更换，不应当为预防感染而定期更换中心静脉导管、肺动脉导管和脐带血管导管。成人外周静脉导管3~4天更换一次；儿童及婴幼儿使用前评估导管功能正常且无感染时可不更换。外周动脉导管的压力转换器及系统内其他组件（包括管理系统、持续冲洗装置和冲洗溶液）应当每4天更换一次。不宜在血管导管局部使用抗菌软膏或乳剂。

（12）各类血管导管相关感染的特别预防措施见附录7–2。长期置管患者多次发生血管导管相关血流感染时，可预防性使用抗菌药物溶液封管。

附录7-2：各类血管导管相关感染的特别预防措施

（一）中心静脉导管、PICC及肺动脉导管

（1）不应当常规更换中心静脉导管、PICC或肺动脉导管以预防血管导管相关感染。

（2）非隧道式导管无明显感染证据时，可以通过导丝引导更换。

（3）非隧道式导管可疑感染时，不应当通过导丝更换导管。

（4）中心静脉导管或PICC患者出现血管导管相关血流感染证据，应当根据临床综合评估结果决定是否拔管。

（5）外周动脉导管及压力监测装置：成人宜选择桡动脉、肱动脉、足背动脉，儿童宜选择桡动脉、足背部动脉及胫骨后动脉。

（6）压力传感器使用时间应当遵循产品说明书或每4天更换一次。

（7）宜使用入口处为隔膜的压力监测装置，在使用前应用消毒剂擦拭消毒隔膜。

（8）应当保持使用中压力监测装置无菌，包括校准装置和冲洗装置无菌。

（9）应当减少对压力监测装置的操作。

（10）不宜通过压力监测装置给予含葡萄糖溶液或肠外营养液。

（11）宜使用密闭式的连续冲洗系统。

（二）脐血管导管

（1）脐动脉导管放置时间不宜超过5天，脐静脉导管放置时间不宜超过14天，不需要时应当及时拔除。

（2）插管前应当清洁、消毒脐部。

（3）不宜在脐血管导管局部使用抗菌软膏或乳剂。

（4）在发生血管导管相关血流感染、血管关闭不全、血栓时，应当拔除导管，不应当更换导管。只有在导管发生故障时才更换导管。

（5）使用低剂量肝素（0.25~1.0U/ml）持续输入脐动脉导管以维持其通畅。

（三）完全植入式导管（输液港）

（1）输液港专用留置针（无损伤针头）应当至少每7天更换次。

（2）输液港血管通路在治疗间隙期应当至少每4周维护一次。

（四）血液透析导管

（1）宜首选颈内静脉置管。

（2）维持性血液透析患者宜采用动静脉内瘘。

第五节　ICU导管相关性血流感染诊断流程

具体诊断流程见图7-1。

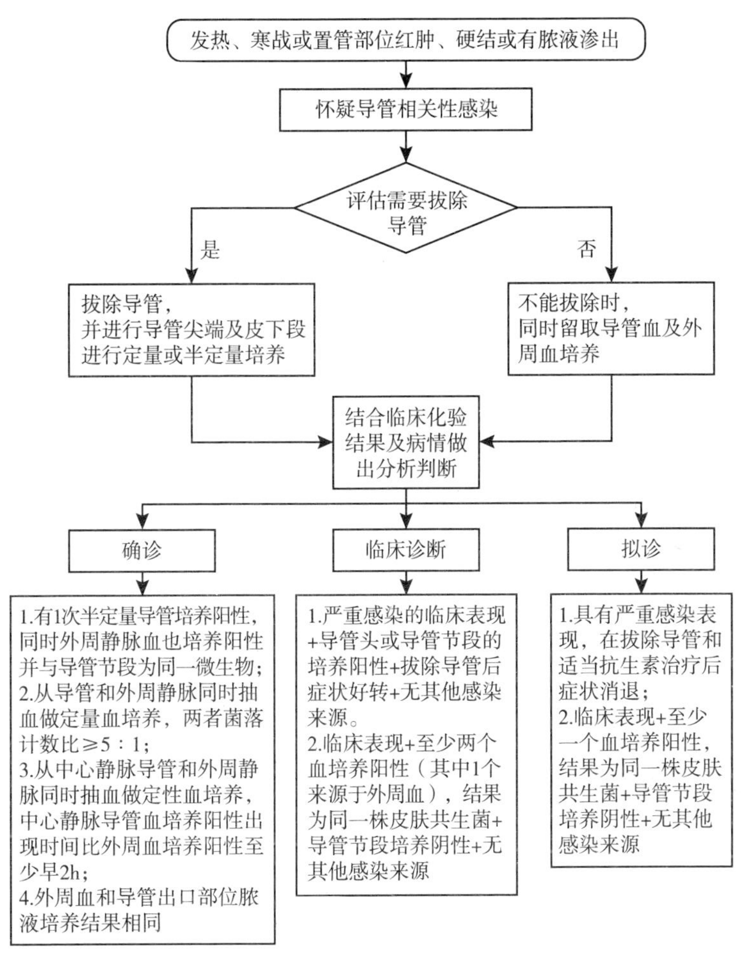

图7-1　ICU导管相关性血流感染诊断流程图

第六节　导尿管相关性尿路感染预防与控制措施

导尿管相关性尿路感染主要是指患者留置导尿管后，或拔除导尿管48h内发生的泌尿系统感染。

1. 插管前

（1）严格掌握留置导尿管的适应证，避免不必要的留置导尿。

（2）仔细检查无菌导尿包，如过期、外包装破损、潮湿，不应使用。

（3）根据患者年龄、性别、尿道等情况选择合适大小、材质的导尿管，最大限度降低尿道损伤和尿路感染。

（4）对留置导尿管的患者，应当采用密闭式引流装置。

（5）告知患者留置导尿管的目的，配合要点和置管后的注意事项。

2. 插管时

（1）医务人员认真洗手后，戴无菌手套实施导尿术。选择型号合适的尿管，操作时应严格无菌操作，动作轻柔，避免损伤患者尿道黏膜，正确固定导尿管，并采用连续密闭的尿液引流系统。

（2）遵循无菌操作技术原则留置导尿管，动作要轻柔，避免损伤尿道黏膜。

（3）正确铺无菌巾，避免污染尿道口。

（4）充分消毒尿道口，防止污染。要使用合适的消毒剂棉球消毒尿道口及其周围皮肤黏膜，棉球不能重复使用。男性：先洗净包皮及冠状沟，然后自尿道口、龟头向外旋转擦拭消毒。女

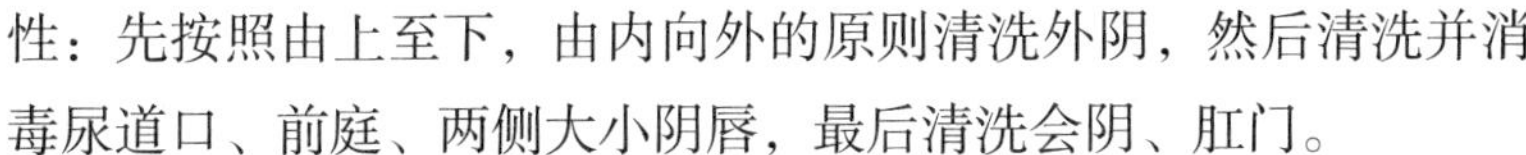

性：先按照由上至下，由内向外的原则清洗外阴，然后清洗并消毒尿道口、前庭、两侧大小阴唇，最后清洗会阴、肛门。

（5）导尿管插入深度适宜，插入后，向水囊注入10~15ml无菌水，轻拉尿管以确认尿管固定稳妥，不会脱出。

（6）置管过程中，指导患者放松，协调配合，避免污染，如尿管被污染，应当重新更换尿管。

3.插管后

（1）妥善固定尿管，避免打折、弯曲，保证集尿袋高度低于膀胱水平，避免接触地面，防止逆行感染。

（2）保持尿液引流装置密闭、通畅和完整，活动或搬运时夹闭引流管，防止尿液逆流。

（3）使用专用的收集容器及时清空集尿袋中尿液。清空集尿袋中尿液时，避免集尿袋的出口触碰到收集容器。

（4）每天评估留置导尿管的必要性，尽可能缩短留置导尿管的时间。

（5）留取小量尿标本进行微生物病原学检测时，应消毒导尿管后，使用无菌注射器抽取标本送检。留取大量尿标本时，可以从集尿袋中采集，避免打开导尿管和集尿袋的接口（此法不能用于普通细菌和真菌学检查）。

（6）不应常规使用含消毒剂或抗菌药物的溶液进行膀胱冲洗或灌注，以预防尿路感染。

（7）应保持尿道口清洁，大便失禁的患者清洁后还应当进行消毒。留置导尿管期间，应每日清洁或冲洗尿道口。

（8）患者沐浴或擦身时注意对导管的保护，不应把导管浸入水中。导尿管阻塞、不慎脱落或导尿管密闭系统被破坏时，应更换导尿管。

（9）长期留置导尿管患者，不宜频繁更换导尿管，普通导尿管7~10天更换一次，特殊类型导尿管按说明书更换。

（10）患者出现尿路感染时，应及时更换导尿管，并留取尿液进行微生物病原学检测。

（11）对长期留置导尿管的患者，置管时间大于3天者，应持续夹毕，定时开放，以训练膀胱功能。

（12）定期对医务人员进行相关培训。

参考依据

（1）《导尿管相关性尿路感染预防与控制技术指南》（卫办医政发〔2010〕87号）；

（2）《重症监护病房医院感染预防与控制规范》（WS/T 509-2016）。

第七节　医疗/器械（侵入性诊疗器械）相关医院感染预防控制（依从性）监测方案

一、呼吸机相关性肺炎（VAP）预防控制监测

VAP是指建立人工气道（气管插管或气管切开）并接受机械通气时所发生的肺炎，包括发生肺炎48h内曾经使用人工气道进行机械通气者。

1. 监测目的

（1）调查统计VAP的发病率。

（2）调查评价预防控制措施落实情况与效果，有效减少VAP的发生。

2. 监测对象

使用有创呼吸机的住院患者。

3. 监测指标

（1）VAP发病率= $\frac{\text{同期呼吸机相关性肺炎感染例次数}}{\text{同期患者使用呼吸机通气总日数}} \times 1000‰$

（2）依从率= $\frac{\text{集束干预措施符合标准的完成条目数}}{\text{集束化干预总措施数}} \times 100\%$

4. 核心预防措施

（1）人员素质。①参与呼吸机维护的医务人员需经过相关知识培训；②有呼吸道感染的医务人员禁止接触患者；③掌握呼吸机使用指征，减少机械通气使用；④严格执行手卫生和无菌技术操作规程；⑤目标性监测，发现感染，及时上报。

（2）清洁消毒：①患者周围高频接触的物表，应常规清洁消毒；②呼吸机外壳、按钮、面板等保持清洁，遇污染时及时消毒；③呼吸机螺纹管、雾化器、湿化瓶等统一由CSSD清洁消毒。

（3）患者管理：①若无禁忌证，床头应抬高，以30°~45°为宜；②定时进行口腔卫生护理；③肠内营养患者应匀速输注，避免胃过度膨胀；④遇多重耐药菌感染或定植患者，应采取接触隔离措施，采用密闭式吸痰装置；⑤每日行镇静唤醒、脱机评估及自主呼吸试验，以便尽早拔出气管插管；⑥医护合作实现患者早期下床活动。

（4）气道管理：①尽量使用无创通气或经口气管插管，预防非计划性拔管，减少再插管；②气囊充盈至20~30cmH_2O或手捏鼻尖至嘴唇之间硬度；③气囊放气或移动气管插管前应声门下吸引，及时抽吸气囊上、声门下气道分泌物；④呼吸机管道更换时间2次/周（有污染随时更换）；⑤冷凝水1/2须倾倒，积水杯位于管路最低位；⑥湿化罐、湿化液应为灭菌注射用水，每日更换。

（5）其他预防措施：①规范人工气道患者抗菌药物使用，不常规使用口服抗菌药进行选择性消化道脱污染；②不常规使用细菌过滤器预防呼吸机相关性肺炎；③开展呼吸机相关性肺炎目标性监测，并有持续改善。

5.监测方法

（1）监测前的准备。监测开始前对临床科室科主任、护士长说明该项目的意义和方法，取得支持和配合。对参与该项目监测科室的医护人员进行培训，明确各级人员的职责和任务。

（2）各级人员职责与任务。VAP预防控制监测顺利进行，资料准确、详尽，需要各级人员积极配合，各级人员职责与任务如下：①住院医生：掌握呼吸机使用指征、VAP的诊断标准，落实VAP预防控制措施；每日评估使用呼吸机患者撤机指征，如有异常及时做培养；若患者发生医院感染时填写医院感染病例报告卡，并登记在《医院感染管理工作手册》；做好VAP宣教和指导。②病房护士：落实VAP预防控制措施；每季度按照《呼吸机相关性肺炎（VAP）预防控制依从性核查表》对监测对象进行调查，统计集束干预措施符合标准的完成条目数与使用呼吸机通气总日数；做好VAP宣教和指导。③医院感染专职人员：监督、评价VAP预防控制措施落实情况；与经管医生确定患者有无院内感染情况；督促医生及时完成标本送检及相关检查，及时追查送检结果并要求合理应用抗菌药物；定期统计、分析VAP预防控制监测指标，并反馈至临床科室。

二、中心导管相关血流感染（CLABSI）预防控制监测

CLABSI指患者留置中心导管期间或拔出中心导管48h内发生的原发性的，且与其他部位存在感染无关的血流感染。

1.监测目的

（1）调查统计CLABSI的发病率。

（2）调查评价预防控制措施落实情况与效果，有效减少

CLABSI的发生。

2.监测对象

使用中心导管（CL）的住院患者。CL指导管尖端位于或接近心脏或以下大血管，包括主动脉、肺动脉、上腔静脉、下腔静脉、头臂静脉、颈内静脉、锁骨下静脉、髂外静脉、股静脉以及新生儿的脐静脉或脐动脉，用于输血、输液、采血、血流动力学监测的血管导管。

3.监测指标

（1）CLABSI发病率 $=\frac{\text{同期中心导管相关血流感染例次数}}{\text{同期中心导管插管总日数}}\times 1000‰$

（2）依从率 $=\frac{\text{集束干预措施符合标准的完成条目数}}{\text{集束化干预总措施数}}\times 100\%$

4.核心预防措施

（1）人员素质：（1）参与置管与维护的医务人员需经过相关知识培训；（2）建立静脉置管专业护士队伍，置管车的使用；（3）严格执行手卫生和无菌技术操作规程；（4）熟悉并掌握拔管指征；（5）采用正确的方法采集标本。

（2）导管置入：（1）接触患者前正确洗手；（2）遵守最大可能无菌屏障预防：口罩、帽子、无菌衣、无菌手套、大无菌巾；（3）皮肤消毒方法正确、消毒范围≥10cm；（4）穿刺时皮肤准备消毒剂完全干燥，停留2min以上；（5）选择合适的静脉置管穿刺点，避免颈静脉和股静脉。

（3）置管后维护：①接触穿刺点或敷料前进行手卫生；②根据输注液体的种类定时更换；③每天观察及触诊注射部位，记录置入深度，回血情况及患者情况；④更换注射部位同时更换所有管路、连接器及延长管，妥善固定；⑤每天用生理盐水或肝素盐水冲管，预防导管内血栓形成；⑥怀疑导管相关感染拔出导管；⑦怀疑有导管相关感染送检导管；⑧每天评价留置导管的必要性，及早拔管，发现感染，24h内上报；⑨置管部位覆盖；⑩置管部位覆盖更换。

5.监测方法

（1）监测前的准备。①监测开始前对临床科室科主任、护士长说明该项目的意义和方法，取得支持和配合。②对参与该项目监测科室的医护人员进行培训，明确各级人员的职责和任务。

（2）各级人员职责与任务。为了保证CLABSI预防控制监测顺利进行，资料准确、详尽，需要各级人员积极配合。①住院医生：掌握中心导管使用指征、CLABSI诊断标准，落实CLABSI预防控制措施；每日评估，如有异常及时做培养；若患者发生医院感染时填写医院感染病例报告卡，并登记在《医院感染管理工作手册》；做好CLABSI宣教和指导。②病房护士：落实CLABSI预防控制措施；每季度按照《中心导管相关血流感染（CLABSI）预防控制依从性核查表》对当天监测对象进行调查，统计集束干预措施符合标准的完成条日数与使用呼吸机通气总日数；做好CLABSI宣教和指导。③医院感染专职人员：监督、评价CLABSI预防控制措施落实情况；与经管医生确定患者有无院内感染情况；督促医生及时完成标本送检及相关检查，及时追查送检结果并要求合理应用抗菌药物；定期统计、分析CLABSI预防控制监测指标，并反馈至临床科室。

三、导尿管相关性尿路感染（CAUTI）预防控制监测

CAUTI指患者留置导尿管后，或拔出导尿管48h内发生的泌尿系统感染。

1.监测目的

（1）调查统计CAUTI的发病率。

（2）调查评价预防控制措施落实情况与效果，有效减少CAUTI的发生。

2. 监测对象

使用导尿管的住院患者。

3. 监测指标

$$（1）\text{CAUTI发病率}=\frac{\text{同期留置导尿管患者中尿路感染例次数}}{\text{同期患者留置导尿管总日数}}\times 1000‰$$

$$（2）\text{依从率}=\frac{\text{集束干预措施符合标准的完成条目数}}{\text{集束化干预总措施数}}\times 100\%$$

4. 核心预防措施

（1）人员素质：①参与导尿管维护的医务人员需经过相关知识培训；②掌握留置导尿管的适应证；③严格执行手卫生：对引流系统的任何操作前后均应洗手；④观察并记录尿液的颜色、量、性状、气味，如发现异常及时汇报医生并分析原因；⑤疑似CAUTI而需抗菌药物治疗前应更换导尿管；⑥采用正确的方法采集标本；⑦完善的护理记录：插入或更换导尿管的适应证或原因，插管者，插入时间，导尿管的类型、规格、球囊容量，插入过程中患者的反应，其他日常维护的相关问题。

（2）清洁消毒：①每日保持清洗尿道口、会阴区、导管表面清洁卫生，大便失禁患者清洁后消毒；②患者沐浴或擦身时，保持导尿管不浸入水中；③引流袋排尿端不可接触集尿器或地面；④每例患者配备洁净的个人专用集尿器；⑤无需常规在引流系统中灌注消毒液或抗菌药物。

（3）导尿装置管理：①避免破坏引流系统的密闭性，一旦破坏立即使用无菌技术和无菌器械更换；②无需频繁或常规地更换导尿管和引流袋，应基于临床指征更换：发生感染、阻塞、脱出等；③除非预计可能梗阻（如前列腺或膀胱术后出血），避免常规行膀胱冲洗或灌注预防CAUT；④避免管路扭曲、折叠等、保持引流通畅；⑤如病情允许，增加液体摄入量，维持尿量50~100ml/h；⑥妥善固定导尿管，防止导尿管移位或尿道受牵拉，建议男性固定于腹部，女性固定于大腿部；⑦保证引流袋内液面低于膀胱水平；⑧至少每8h或尿液超过尿袋2/3满或转运患者前排空引流袋中尿液；⑨如病情允许，活动或转运时暂时关闭，防逆流，同时注意及时打开。建议使用抗返流集尿袋。

（4）及时拔管：①每日评估留置尿管的必要性，应尽早拔管；②手术后患者如不具备持续导尿适应证，应在术后24h内拔出导管。

5.监测方法

（1）监测前的准备。①监测开始前对临床科室科主任、护士长说明该项目的意义和方法，取得支持和配合。②对参与该项目监测科室的医护人员进行培训，明确各级人员的职责和任务。

（2）各级人员职责与任务。为了保证CAUTI预防控制监测顺利进行，资料准确、详尽，需要各级人员积极配合。①住院医生。掌握导尿管使用指征、CAUTI的诊断标准，落实CAUTI预防控制措施；每日评估，如有异常及时做培养；若患者发生医院感染时填写医院感染病例报告卡，并登记在《医院感染管理工作手册》；做好CAUTI宣教和指导。②病房护士：落实CAUTI预防控制措施；每季度按照《导尿管相关性尿路感染（CAUTI）预防控制依从性核查表》对当天监测对象进行调查，统计集束干预措施符合标准的完成条目数与使用呼吸机通气总日数；做好CAUTI宣教和指导。③医院感染专职人员监督、评价导尿管相关性尿路感染（CAUTI）预防控制措施落实情况；与经管医生确定患者有无院内感染情况；督促医生及时完成标本送检及相关检查，及时追查送检结果并要求合理应用抗菌药物；定期统计、分析CAUTI预防控制监测指标，并反馈至临床科室。

附录

附录7-3：重症医学科医疗/器械（侵入性诊疗器械）相关医院感染预防控制监测流程图

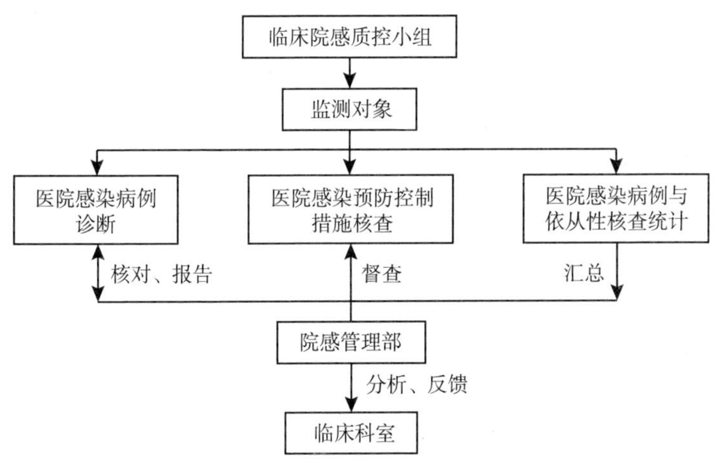

附录7-4：呼吸机相关性肺炎（VAP）预防控制依从性核查表

1.人员素质	1.1	参与呼吸机维护的医务人员需经过相关知识培训
	1.2	有呼吸道感染的医务人员禁止接触患者
	1.3	掌握呼吸机使用指征，减少机械通气使用
	1.4	严格执行手卫生和无菌技术操作规程
	1.5	目标性监测，发现感染，及时上报
2.清洁消毒	2.1	患者周围高频接触的物表，应常规清洁消毒
	2.2	呼吸机外壳、按钮、面板等保持清洁，遇污染时及时消毒
	2.3	呼吸机螺纹管、雾化器、湿化瓶等统一由CSSD清洁消毒

续表

3.患者管理	3.1	若无禁忌证，床头应抬高，以30°~45°为宜
	3.2	定时进行口腔卫生护理
	3.3	肠内营养患者应匀速输注，避免胃过度膨胀
	3.4	遇多重耐药菌感染或定植患者，应采取接触隔离措施，采用密闭式吸痰装置
	3.5	每日行镇静唤醒、脱机评估及自主呼吸试验，以便尽早拔出气管插管
	3.6	医护合作实现患者早期下床活动
4.气道管理	4.1	尽量使用无创通气或经口气管插管
	4.2	预防非计划性拔管，减少再插管
	4.3	气囊充盈至20~30cmH_2O或手捏鼻尖至嘴唇之间硬度
	4.4	气囊放气或移动气管插管前应声门下吸引，及时抽吸气囊上、声门下气道分泌物
	4.5	呼吸机管道更换时间2次/周（有污染随时更换）
	4.6	冷凝水1/2须倾倒，积水杯位于管路最低位
	4.7	湿化罐、湿化液应为灭菌注射用水，每日更换
5.其他预防措施	5.1	规范人工气道患者抗菌药物使用，不常规使用口服抗菌药进行选择性消化道脱污染
	5.2	不常规使用细菌过滤器预防呼吸机相关性肺炎
	5.3	开展呼吸机相关性肺炎目标性监测，并有持续改善。

附录7-5：中心导管相关血流感染（CLABSI）预防控制依从性核查表

1.人员素质	1.1	参与置管与维护的医务人员需经过相关知识培训
	1.2	建立静脉置管专业护士队伍
	1.3	严格执行手卫生和无菌技术操作规程
	1.4	熟悉并掌握拔管指征
	1.5	采用正确的方法采集标本

续表

2. 导管置入	2.1	接触患者前正确洗手
	2.2	遵守最大可能无菌屏障预防：口罩、帽子、无菌衣、无菌手套、大无菌巾
	2.3	皮肤消毒方法正确、消毒范围≥10cm
	2.4	穿刺时皮肤准备消毒剂完全干燥，停留2min以上
	2.5	选择合适的静脉置管穿刺点，避免颈静脉和股静脉
3. 置管后维护	3.1	接触穿刺点或敷料前操作者进行手卫生
	3.2	根据输注液体的种类定时更换（□单独管路　更换：□12h　□24h　□72h）
	3.3	每天观察及触诊注射部位，记录置入深度，回血情况及患者情况
	3.4	更换注射部位同时更换所有管路、连接器及延长管，妥善固定
	3.5	每天用生理盐水或肝素盐水冲管，预防导管内血栓形成
	3.6	怀疑导管相关感染拔出导管
	3.7	怀疑有导管相关感染送检导管
	3.8	每天评价留置导管的必要性，及早拔管，发现感染，24h内上报
	3.9	置管部位覆盖：透明敷料□　纱布□　更换：
	3.10	置管部位覆盖更换：□隔天　□7天　□随时

附录7-6：导尿管相关性尿路感染（CAUTI）预防控制依从性核查表

1. 人员素质	1.1	参与导尿管维护的医务人员需经过相关知识培训
	1.2	掌握留置导尿管的适应证
	1.3	严格执行手卫生：对引流系统的任何操作前后均应洗手
	1.4	观察并记录尿液的颜色、量、性状、气味，如发现异常及时汇报医生并分析原因
	1.5	疑似CAUTI而需抗菌药物治疗前应更换导尿管
	1.6	采用正确的方法采集标本

续表

	1.7	完善的护理记录：插入或更换导尿管的适应证或原因；插管者；插入时间；导尿管的类型、规格、球囊容量；插入过程中患者的反应；其他日常维护的相关问题
2.清洁消毒	2.1	每日保持清洗尿道口、会阴区、导管表面清洁卫生，大便失禁患者清洁后消毒
	2.2	患者沐浴或擦身时，保持导尿管不浸入水中
	2.3	引流袋排尿端不可接触集尿器或地面
	2.4	每例患者配备洁净的个人专用集尿器
	2.5	无需常规在引流系统中灌注消毒液或抗菌药物
3.导尿装置管理	3.1	避免破坏引流系统的密闭性，一旦破坏立即使用无菌技术和无菌器械更换
	3.2	无需频繁或常规地更换导尿管和引流袋，应基于临床指征更换：发生感染、阻塞、脱出等
	3.3	除非预计可能梗阻（如前列腺或膀胱术后出血），避免常规行膀胱冲洗或灌注预防CAUTI
	3.4	避免管路扭曲、折叠等、保持引流通畅
	3.5	如病情允许，增加液体摄入量，维持尿量50~100ml/h
	3.6	妥善固定导尿管，防止导尿管移位或尿道受牵拉，建议男性固定于腹部，女性固定于大腿部
	3.7	保证引流袋内液面低于膀胱水平
	3.8	至少每8h或尿液超过尿袋2/3满或转运患者前排空引流袋中尿液
	3.9	如病情允许，活动或转运时暂时关闭，防逆流，同时注意及时打开；建议使用抗返流集尿袋
4.及时拔管	4.1	每日评估留置尿管的必要性，应尽早拔管
	4.2	手术后患者如不具备持续导尿适应证，应在术后24h内拔出导管

第八节　ICU高风险技术操作资格许可授权及审批制度

为了规范高风险技术的临床应用，加强高风险技术操作医师资格的准入管理，减少安全隐患，保障医疗安全，特更新该制度。

一、高风险技术操作的资格许可授权范围

科室获得重症医学科准入资格的所有进行高风险技术操作的执业医师。

二、高风险技术项目目录

各种途径的深静脉穿刺置管术（不包括输液港置入术）、肺动脉导管置入术、心包穿刺及置管术、主动脉内球囊反搏术（IABP）、体外膜肺氧合技术（ECMO）、临时心脏起搏器置入术、经皮肺穿刺术、经皮肾脏穿刺术、经皮肝脏穿刺术、经皮微创气管切开术。

其中涉及我科的高风险技术项目有各种途径的深静脉穿刺置管术、肺动脉导管置入术、心包穿刺及置管术、主动脉内球囊反搏术（IABP）、体外膜肺氧合技术（ECMO）、临时心脏起搏器置入术、经皮微创气管切开术。该七项高风险技术操作项目的授权及审批程序严格按照院级制度要求执行。

我科根据本专业疾病特点，及各项诊疗操作技术的复杂性、难度和风险，以下十项诊疗操作技术列为我科高风险技术操作授权准入项目：心律转复/除颤术、气管内插管术、纤维支气管镜检查术、机械通气、持续动静脉血滤和透析、血浆置换、人工

肝、胸腔闭式引流术、经皮动脉置管术、脉波指示剂连续心排血量测定（PiCCO）。

三、科级高风险技术项目授权及审批管理

（1）科室成立高风险技术操作考评小组，考评小组的成员人数应当3人以上，必要时可请相关专家作为评委。

（2）依据高风险技术操作项目的操作常规拟定考评标准，定期根据相关指南、技术规范更新，并实施培训与教育。

（3）以上科级高风险技术操作须完成以下要求，并经培训、考核合格后，方可申请操作资格：在上级医师指导下完成5例以上，作为助手10例以上，独自操作完成3例以上，或接受专项培训并获取相应证明。

（4）结合操作者的理论水平和实际操作技能，对其熟练掌握程度进行认定。

（5）依据院级制度，高风险技术操作资格许可授权实行动态管理，每2年复评一次，进行操作技术能力再评价与再授权。

（6）当出现下列情况，取消其相应资格。再授权考核不合格者；达不到操作许可授权所必需资格认定的新标准者；对操作者的实际完成质量评价后，经证明其操作并发症的发生率超过操作标准规定的范围者；在操作过程中明显或屡次违反操作规程者。

附录

附录7-7：重症医学科中心静脉穿刺置管术操作与监测记录单

姓名：　　　　住院号：　　　　床号：　　　　操作时间：　　年　月　日

<table>
<tr><td rowspan="5">①适应证和禁忌证</td><td colspan="2">适应证</td></tr>
<tr><td>□血流动力学监测
□需要开放静脉通路，输液、给药，静脉营养，快速扩容</td><td>□需要输注刺激性或高渗性药液者
□血浆置换，血液透析及血液滤过等血液净化
□放置肺动脉漂浮导管和临时起搏器</td></tr>
<tr><td colspan="2">相对禁忌证</td></tr>
<tr><td colspan="2">肝素过敏　　　　穿刺部位疑有感染或已有感染</td></tr>
<tr><td rowspan="1">②术前准备</td><td>签署知情同意书
消毒剂，麻醉剂，无菌手套及穿刺物品准备
选择穿刺点
术前镇静镇痛
颈内或锁骨下静脉穿刺时降低呼吸机PEEP水平
严密监测生命体征
测压装置准备
手术部位确定（□左　□右）
体位准备
颈内：去枕仰卧，头低15°~30°肩部垫一软垫，暴露颈部，将头转向操作对侧</td><td>锁骨下：去枕头低15°，肩部垫枕，头转向对侧
颈内静脉
锁骨下静脉
上腔静脉
头臂静脉
锁骨下静脉解剖位置及毗邻结构
股静脉：穿刺侧下肢外展外旋30°</td></tr>
</table>

续表

②术前准备	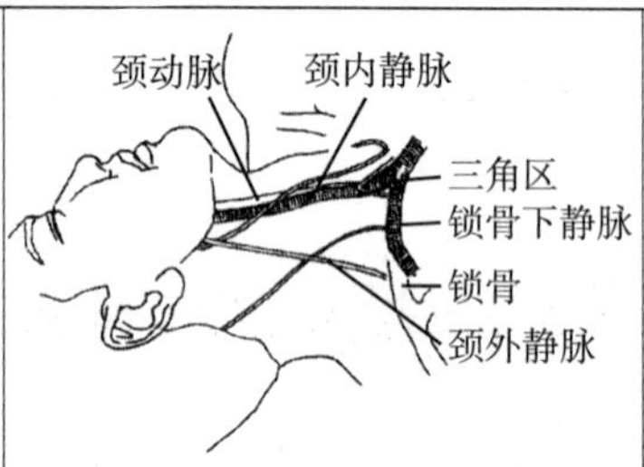 颈内静脉解剖位置及毗邻结构 颈动脉 颈内静脉 三角区 锁骨下静脉 锁骨 颈外静脉	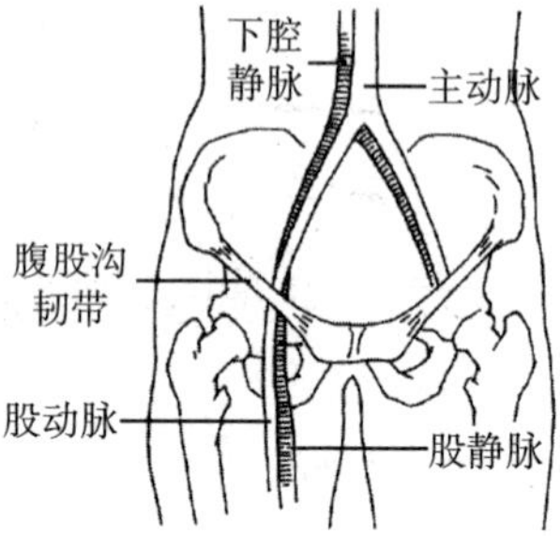 股静脉解剖位置及毗邻结构 下腔静脉 主动脉 腹股沟韧带 股动脉 股静脉
③穿刺步骤	无菌操作（洗手、穿戴口罩、帽子、手套） 术区消毒、铺巾 再次确认穿刺部位 局部浸润麻醉 静脉穿刺，确认在穿刺针尖中心静脉内 置入导丝 沿导丝置入扩张子 置入导管	置入深度__________cm 肝素水冲洗导管 导管固定 影像学确认导管深度（导管尖端位于上腔静脉 近右心房处） 手术后处理（器械处理；利器处理；医疗垃圾处理） 医嘱开立，书写记录
④	导管位置确认后导管深度调整	
	调整：是□　否□　调整后深度：________cm　调整日期： 签名：	
⑤并发症	术中并发症	术后并发症
	无 心律失常 损伤动脉、神经及淋巴管 出血，局部血肿 气胸、血气胸 导丝置入困难 其他	无 导管意外脱出 导管相关感染 出血 血栓形成及栓塞 管腔堵塞 空气栓塞

续表

⑥感染预防	操作前穿衣、戴口罩、帽子及手套 严格洗手及术区消毒 严格无菌操作	多次穿刺（≥3次） 误穿动脉 误入假道
⑦导管拔除	拔管原因： 穿刺部位有感染征象、疼痛和原因不明的发热 不需中心静脉测压、输液 管腔堵塞	其他： 拔管注意事项：拔除导管时，同时行导管血、导管尖端培养及2个不同部位外周血培养。拔管后注意局部消毒处理，穿刺点须压迫15min以上防止出血或血肿形成
⑧	导管留置天数： 导管拔除时间： 备注： 拔管者签名：	

置管操作者签名：

附录7-8：重症医学科脉搏指示持续心输出量监测（PiCCO）置入操作记录单

姓名：　　　　住院号：　　　　床号：　　　　操作时间：　　　年　月　日

①适应证和禁忌证	适应证	
	口休克的鉴别诊断与指导治疗 口血流动力学监测	口指导容量管理 口其他
	相对禁忌证	
	肝素过敏	穿刺局部感染
②术前准备	签署知情同意书 术前镇静镇痛 置管用品及PiCCO导管准备	测压装置准备 穿刺部位：股动脉：□左　□右

续表

③穿刺步骤	无菌操作（洗手、穿戴罩、帽子、手套） 术区消毒、铺巾 再次确认手术部位 局部麻醉及穿刺　试穿次数__次 置入导丝、扩张皮肤和皮下 沿导丝置入PiCCO导管	连接测压和温度监测装置，确认导管在位 血流动力学监测 手术后处理（器械处理；利器处理；医疗垃圾处理） 医嘱开立，书写记录，粘贴导管条形码
④并发症	术中并发症	术后并发症
	无 出血，局部血肿 导管置入困难或插入夹层 穿刺不成功 其他	无 导管意外脱出 导管相关感染 出血 血栓形成及栓塞 管腔堵塞
⑤导管拔除	拔管原因： 穿刺点有感染征象、疼痛和原因不明发热 不需要血流动力学监测 导管堵塞 其他	拔管注意事项：拔除导管时，同时行导管血、导管尖端培养及2个不同部位外周血培养。拔管后注意局部消毒处理，穿刺点须压迫15min以上防止出血或血肿形成
⑥	导管留置天数： 导管拔除时间： 拔管者签名：	

置管操作者签名：

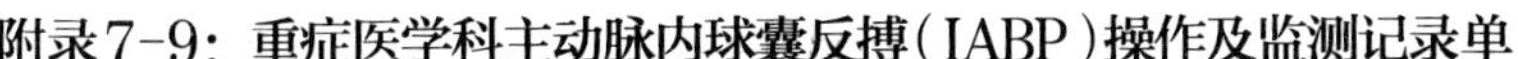

附录7-9：重症医学科主动脉内球囊反搏（IABP）操作及监测记录单

姓名：　　　住院号：　　　床号：　　　操作时间：　　年　月　日

①适应证和禁忌证	适应证	
	□ ACS，心源性休克 □ 充血性心力衰竭 □ 心导管操作期间或操作后的循环支持 □ 心脏骤停后的复苏	□ 围手术期的心功能障碍 □ 严重心脏疾病需行非心脏手术 □ 暂时辅助增加组织器官灌注 □ 其他
	绝对禁忌证	相对禁忌证
	严重主动脉瓣关闭不全 胸腹主动脉瘤 影响导管插入的外周动脉疾病	终末期心脏病 不可逆转的脑损害 主动脉、髂动脉严重病变或感染 出血性疾病 转移性恶性肿瘤
②术前准备	1. 签署知情同意书 2. 主动脉内球囊反搏机器及型号 3. 主动脉导管的选择 □ 36ml气囊导管 □ 40ml气囊导管 4. 准备压力检测装置（包括专用换能器、软包装生理盐水、加压袋）	5.IABP机器设定： 打开IABP机器，检查氦气（＞200psi） 连接心电图导联 安装患者动脉压力测定装置，并在测定前校零 选择波形清晰，有最高R波的导联 6. 抗凝选择 □ 肝素　用法和剂量________ □ 低分子肝素　用法和剂量________ □ 低分子右旋糖酐________ml/h静脉泵入
③手术步骤	术前镇静镇痛 严密监测生命体征 体位准备 置入方式： □ Seldinger法 □ 切开法 无菌操作（洗手、穿戴口罩、帽子、手套）	退出穿刺针 沿导引钢丝扩张血管 置入导管鞘 球囊导管接单向阀 尽量抽尽气囊内气体 置管前应先初步测量需置入导管的深度（一般为胸骨角经脐至穿刺点）

续表

<table>
<tr><td>③手术步骤</td><td>术区消毒、铺巾
再次确认手术部位
局部麻醉
穿刺股动脉
经穿刺针将导引钢丝置入动脉</td><td>沿导引钢丝将球囊导管置入
导管固定，导管外露长度（穿刺点至Y管的长度）________cm
将压力监测装置与IAB导管的中心腔连接，观察主动脉内动脉压力波形
20.器械处理（穿刺器械处理　利器处理　医疗垃圾处
理），医嘱开立，书写病历，粘贴导管条形码</td></tr>
<tr><td>④</td><td colspan="2">导管位置确认
导管尖端应位于第4胸椎水平。X线胸片检查：□否　□是；导管位置调整：□否　□是
调整后外露长度____________cm　　调整者签名：</td></tr>
<tr><td>⑤治疗参数</td><td>1.触发模式选择
□压力触发　□心电触发
□__________触发
2.球囊放气：（动脉压力波形放气 （R波放气
2.根据病情选择辅助比例
□1∶1　□2∶1　□3∶1
□固定频率
3.长按充气键2s启动反搏充气泵
4.监测主动脉压及压力波形</td><td>5.调整反搏时相：充气应在主动脉重搏波切迹前40~50ms开始，主动脉收缩压的下降支与反搏波的上升支形成巨大的“V”波，球囊排气应调节在主动脉瓣即将开放前
6.反搏强度：最低不能小于最大反搏强度的50%，一般设为100%</td></tr>
<tr><td>⑥并发症</td><td>穿刺置管并发症：
□无
□血肿、出血
□导管插入夹层
□其他：
下肢缺血表现：
□无
□皮肤苍白，皮温变凉
□足背动脉搏动消失
□肢体疼痛</td><td>感染相关因素：
□操作前穿隔离衣、戴口罩、帽子及手套
□严格洗手及术区消毒
□严格无菌操作
□多次穿刺（≥3次）
球囊破裂表现：
□无
□充气管道内出现漏血</td></tr>
</table>

续表

<table>
<tr><td rowspan="8">⑦治疗调整</td><td>日期及时间</td><td>反搏比例</td><td>反搏强度</td><td>触发选择</td><td>反搏时相</td><td>并发症</td><td>抗凝</td><td>医生签名</td></tr>
<tr><td></td><td></td><td></td><td></td><td></td><td></td><td></td><td></td></tr>
<tr><td></td><td></td><td></td><td></td><td></td><td></td><td></td><td></td></tr>
<tr><td></td><td></td><td></td><td></td><td></td><td></td><td></td><td></td></tr>
<tr><td></td><td></td><td></td><td></td><td></td><td></td><td></td><td></td></tr>
<tr><td></td><td></td><td></td><td></td><td></td><td></td><td></td><td></td></tr>
<tr><td></td><td></td><td></td><td></td><td></td><td></td><td></td><td></td></tr>
<tr><td></td><td></td><td></td><td></td><td></td><td></td><td></td><td></td></tr>
<tr><td>⑧IABP撤离</td><td colspan="4">1.撤离指征
□ 原发病控制
□ 血管活性药用量减少，多巴胺<5（g/kg.min
□ CI>2.5L/min.m^2心肌缺血改善
□ 末梢循环良好，尿量>1ml/kg.h
□ 意识清楚
□ 其他____________
2.撤离方法</td><td colspan="4">□ 减少反搏频率，由1：1逐渐降低到1：3
□ 反搏频率不变，逐渐减少球囊充气量
3.操作步骤
（1）停止反搏30min循环状态未明显恶化，拔出球囊导管
（2）拔除球囊导管即刻让血液冲出少许，排出小血栓
（3）压迫穿刺点30min以上，直至出血完全停止</td></tr>
<tr><td>⑨</td><td colspan="8">IABP拔管时间：
IABP留置天数：
导管拔除原因：
备注：　　　　　　　　　　　　拔管者签名：</td></tr>
</table>

附录7-10：重症医学科动脉穿刺术操作与监测记录单

姓名：　　住院号：　　床号：　　操作时间：　　年　月　日

<table>
<tr><td rowspan="5">①适应证和禁忌证</td><td colspan="2">适应证</td></tr>
<tr><td>□各种原因的休克
□应用血管活性药物患者
□血压不易控制的高血压患者
□低温麻醉和控制性降压
□严重创伤和多器官功能衰竭患者</td><td>□嗜铬细胞瘤手术
□心肌梗死或心力衰竭抢救时
□需反复抽取动脉血标本作血气分析
□心脏大血管手术
□无法用无创法测量血压</td></tr>
<tr><td colspan="2">禁忌证</td></tr>
<tr><td colspan="2">若该动脉是肢体或部位唯一血供来源，则不得在此作长时间动脉内置管
桡动脉穿刺时Allen试验阳性
穿刺部位感染
严重凝血功能障碍或溶栓治疗期间</td></tr>
<tr></tr>
<tr><td>②术前准备</td><td colspan="2">准备消毒物品、无菌手套、聚四氟乙烯套管针、垫高腕部的垫子、换能器、三通开关、延长管、输液器和加压袋
穿刺点选择：□颞动脉　□桡动脉　□尺动脉　□足背动脉　□股动脉　□其他____</td></tr>
</table>

附录7-11：重症医学科机械通气治疗单

<table>
<tr><td>姓名</td><td></td><td>性别</td><td></td><td>年龄</td><td></td><td>住院号</td><td></td><td>身高cm</td><td></td></tr>
<tr><td colspan="2" rowspan="2">上机日期：</td><td colspan="2" rowspan="2">上机时间：</td><td colspan="6">理想体重×：____kg</td></tr>
<tr><td colspan="6">×计算公式：男=50+0.91［身高（cm）-152.4］；女=45.5+0.91［身高（cm）-152.4］）</td></tr>
<tr><td colspan="2">①适应证禁忌证</td><td colspan="8">适应证：
□防止或改善肺不张　□纠正低氧血症　□纠正呼吸性酸中毒　□缓解呼吸窘迫
□确保镇静或神经肌肉阻滞时的通气安全　□降低全身或心肌氧耗
□防止或改善呼吸肌疲劳　□降低颅内压　□促进胸壁稳定
相对禁忌证：
□无　□张力性气胸/气胸需胸腔闭式引流　□咯血误吸致窒息性呼吸衰竭需及时清除气道异物</td></tr>
</table>

续表

<table>
<tr><td rowspan="9">②呼吸机准备与初始设置</td><td>机器型号</td><td>Drager
□PB840
□Maqute
□Vavsys
□其他</td><td rowspan="3">初始设置报警设置</td><td rowspan="3">1.建议初始模式设为容量控制通气模式。
2.目标Vt初始设置为6 ~ 10ml/kg。
3.FiO_2初始设置100%。
4.气道平台压报警设置30cmH_2O，气道峰压设为平台压基础上5-10cmH_2O。
5.窒息报警时间设10s，设置后备通气VCV/PCV：按照目标VT设置VT或PC，RR 15次/分。
6.潮气量和min通气量报警值设为目标值的±20%。</td></tr>
<tr><td>湿化</td><td>□主动　□被动</td></tr>
<tr><td>人工气道</td><td>□气管插管
□气管切开
导管位置确认
□是　□否</td></tr>
<tr><td rowspan="6">初始模式参数设置</td><td colspan="3">VCV：Vt ____ ml　Flow Rate ___l/min　Ti __ s　PEEP ___cmH_2O　f ___次/分　FiO_2___ %</td></tr>
<tr><td colspan="3">PCV：Ti __ s　PC_____ cmH_2O　PEEP ___cmH_2O　f___次/分　FiO_2___ %</td></tr>
<tr><td colspan="3">SIMV+PS：Vt ____ ml　PC___ cmH_2O　Ti __ s　PEEP ___cmH_2O　f ___次/分 FiO_2___ %　PS __cmH_2O</td></tr>
<tr><td colspan="3">BIPAP：Phigh ___ cmH_2O　PEEP ___ cmH_2O　PS ___ cmH_2O　Ti __ s　f ___次/分　FiO_2___ %</td></tr>
<tr><td colspan="3">PSV：PEEP ___ cmH_2O　PS ___ cmH_2O　FiO_2___ %　Esense ___%</td></tr>
<tr><td colspan="3">NAVA：NAVA level___ cmH_2O/uv PEEP ___ cmH_2O FiO_2__ %　Esense___uv</td></tr>
<tr><td rowspan="5">③监测与注意事项</td><td colspan="4">监测指标：</td></tr>
<tr><td colspan="4">生命体征：心率、血压、血氧饱和度、呼吸频率</td></tr>
<tr><td colspan="4">呼吸力学监测：气道峰压、平台压、气道阻力、肺顺应性、内源性PEEP</td></tr>
<tr><td colspan="4">辅助检查：上机后30min血气分析：□是　□否；上机后行胸片检查：□是　□否</td></tr>
<tr><td colspan="4">注意事项：上机后迅速出现血压、SPO_2下降，常见原因：张力性气胸；内源性PEEP；严重低血容量状态或心律失常</td></tr>
</table>

医师签名：______________

附录7-12：重症医学科经皮穿刺气管切开套管置入操作记录单

姓名： 住院号： 床号： 操作时间： 年 月 日

<table>
<tr><td rowspan="4">①适应证和禁忌证</td><td colspan="2">适应证</td></tr>
<tr><td>□预期长期机械通气
□上呼吸道梗阻/气道狭窄导致气管插管困难</td><td>□头颈部大手术或严重创伤
□破伤风等特殊疾病状态
□其他</td></tr>
<tr><td colspan="2">相对禁忌证</td></tr>
<tr><td colspan="2">儿童
颈部粗短肥胖，颈部肿块或解剖畸形
气管切开局部软组织感染或恶性肿瘤浸润
难以纠正的凝血障碍</td></tr>
<tr><td>②术前准备</td><td>1.签署知情同意书
2.常规气管切开包准备
3.呼吸机准备
4.术前镇静镇痛
5.严密监测生命体征
6.体位准备及手术部位确定
体位：去枕仰卧，肩部垫一软垫，充分暴露颈部，如下图：

经皮穿刺气管切开套管置入的体位</td><td>消毒液，麻醉药品，无菌手套准备
经皮穿刺气管导管置入器械准备
气切管导管直径____号
声门下吸引：（有 （无

颈部解剖结构与穿刺点定位
</td></tr>
<tr><td>③穿刺步骤</td><td>1.无菌操作（洗手、穿戴口罩、帽子、手套）
2.术区消毒、铺巾
3.再次确认手术部位
4.专人管理头部及人工气道
5.局部麻醉</td><td>1.确认导管在位
胸廓起伏及套管
呼气流速波形
肺部听诊
2.气囊充气及固定</td></tr>
</table>

续表

③穿刺步骤	6.横行切开皮肤1.5cm，穿刺针穿刺 7.置入导丝，如下图 8.沿导丝依次置入扩张子、扩张钳及气切套管	3.手术后处理（气切器械处理；利器处理；医疗垃圾处理） 4.医嘱开立，书写记录	
操作过程示意图	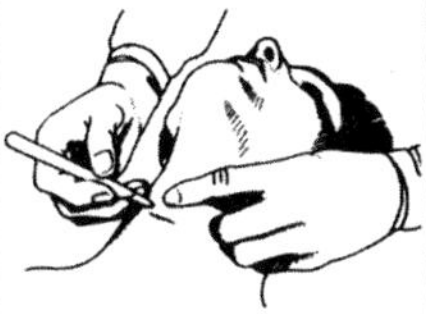 1.横行切开皮肤 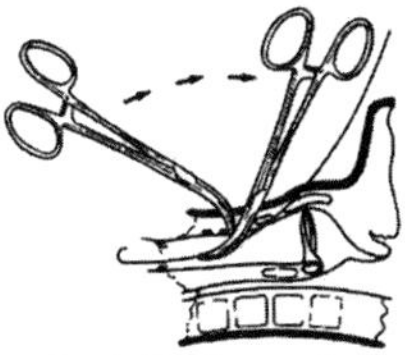 4.扩张钳分2~3次依次扩张皮下组织和气管前壁	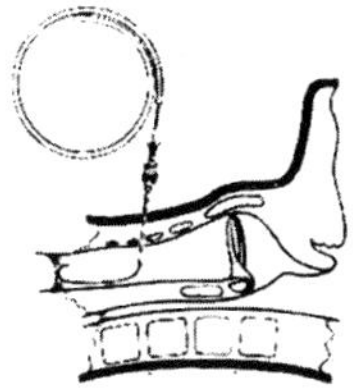 2.穿刺后外套管置入J形导丝 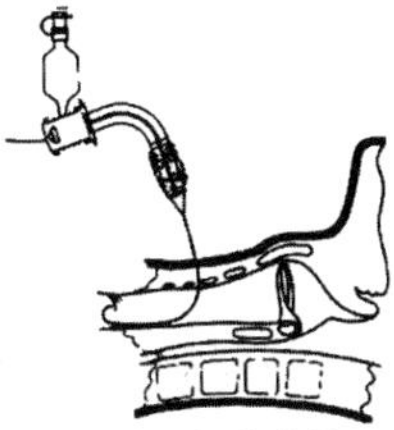 5.沿导丝置入气管套管	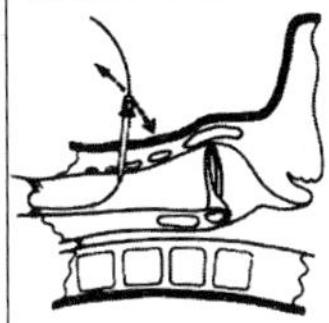 3.扩张器扩张皮下组织
④并发症	术中并发症	术后并发症	
	无 低氧血症（$SpO_2 \leqslant 92\%$） 出血 导丝置入困难 气切套管置入困难 转开放式气管切开 其他	无 套管意外脱出（床边备呼吸囊） 局部感染（无菌操作，每天换药） 出血 管腔堵塞 导管异位 其他	

续表

	日期时间（次/2周）	气管切开套管型号	声门下吸引	医生签名
⑤更换气切套管			□有　□无	
			□有　□无	
			□有　□无	
			□有　□无	
			□有　□无	
⑥	导管拔除指征：无需机械通气，气道自洁能力好，声门下吸引小于20ml/日，气道通畅，可放气囊观察数日后更换金属套管（勿在气管切开后一周内换管，尚未形成窦道）		拔管步骤：拔除金属套管后蝶形胶布封闭瘘口，定期局部换药直至愈合	
⑦	导管留置天数： 导管拔除时间： 导管拔除原因： 备注：　　　　　　拔管者签名：			

附录7-13：重症医学科纤维支气管镜肺泡灌洗和吸痰操作记录单

姓名：　　　住院号：　　　床号：　　　操作时间：　年　月　日

	适应证	相对禁忌证
①适应证和禁忌证	□清除呼吸道内的分泌物 □清除气道内积血 □清除气管支气管内异物 □观察气道通畅情况和黏膜充血水肿等变化 □其他________	严重低氧血症，$SpO_2 < 90\%$ 大咯血 高血压 冠心病、先心病等严重器质性心脏病 疑有主动脉瘤 颅内高压 哮喘发作期 凝血机制异常

续表

<table>
<tr><td rowspan="2">②</td><td colspan="2">术前准备</td></tr>
<tr><td>患者准备：
1.签署知情同意书
2.人工气道：□气管插管
□气管切开
3.机械通气模式和参数：VCV，VT6-10ml/kg，RR 16bpm，PEEP 0，FiO_2 100%
4.镇静镇痛
5.体位准备</td><td>器械和药品准备：
1.纤维支气管镜
2.冷光源
3.吸引器
4.换药包
5.生理盐水250ml，无菌石蜡油，无菌纱布，10ml注射器，痰液收集器等</td></tr>
<tr><td>③操作步骤</td><td>1.纤支镜经可吸痰延长管置入到主支气管
2.注射利多卡因10ml
3.将纤支镜沿左右主支气管进入各级支气管进行观察、吸痰或肺泡灌洗</td><td>4. 术毕退出纤支镜
5. 机械通气模式和参数设置还原</td></tr>
<tr><td>④并发症</td><td>□无
□麻醉药过敏
□血压降低或升高
□气道出血
□气胸</td><td>□心律失常
□$SpO_2 < 90\%$
□支气管痉挛
□其他：________</td></tr>
<tr><td>⑤维护清洗和消毒</td><td>1.操作过程中避免导光缆扭曲和打圈，避免光纤折断
2.避免用力使用弯曲钮，以免损坏牵引钢丝
3.清水清洗纤支镜外表面，管道内吸入清洗
4.清洗消毒：</td><td>清洗消毒方法：
水洗—酶洗—水洗—酸化水清洗—酒精清洗干吹—悬挂放置</td></tr>
</table>

操作者签名：

第八章　手术部位感染预防与控制措施

第一节　手术部位感染预防与控制措施

1. 手术前

（1）尽量缩短患者术前住院时间。择期手术患者应当尽可能待手术部位以外感染治愈后再行手术。

（2）患者在术前尽量完善各项检查，治疗基础疾病，纠正水电解质的不平衡、贫血、低蛋白血症等。有效控制糖尿病患者的血糖水平。

（3）正确准备手术部位皮肤，彻底清除手术切口部位和周围皮肤的污染。术前备皮应当在手术当日进行，确需去除手术部位毛发时，应当使用不损伤皮肤的方法，避免使用刀片刮除毛发。

（4）消毒前要彻底清除手术切口和周围皮肤的污染，采用卫生行政部门批准的合适的消毒剂以适当的方式消毒手术部位皮肤，皮肤消毒范围应当符合手术要求，如需延长切口，做新切口或放置引流，应当扩大消毒范围。

（5）如需预防用抗菌药物时，严格按照《抗菌药物临床应用指导原则》中有关围手术期预防性抗菌药物的使用规范要求使用抗菌药物。手术患者皮肤切开前0.5~1h内或麻醉诱导期给予合理种类和合理剂量的抗菌药物。需要做肠道准备的患者，还需术前一天分次、足剂量给予非吸收性口服抗菌药物。

（6）有明显皮肤感染或患感冒、流行感冒等呼吸道疾病，以及携带或感染多重耐药菌的医务人员，在未治愈前不应当参加手术。

（7）手术人员要严格按照《医务人员手卫生规范》进行外科手消毒。

（8）重视术前患者的抵抗力，纠正水电解质的不平衡、贫血、低蛋白血症等。

2. 手术中

（1）保证手术室门关闭，尽量保持手术室正压通气，环境表面清洁，最大限度减少人员数量和流动。

（2）保证使用的手术器械、器具及物品等达到灭菌水平。

（3）手术中医务人员要严格遵循无菌技术原则和手卫生规范。

（4）若手术时间超过3h，或手术时间长于所用抗菌药物的半衰期，或失血量大于1500ml的，手术中应当对患者追加合理剂量的抗菌药物。

（5）手术人员尽量轻柔地接触组织，保持有效止血，最大限度地减少组织损伤，彻底去除手术部位的坏死组织，避免形成死腔。

（6）术中保持患者体温正常，防止低体温。需要局部降温的特殊手术执行具体专业要求。

（7）冲洗手术部位时，应当使用温度为37℃的无菌生理盐水等液体。

（8）对于需要引流的手术切口，术中应当首选密闭负压引流，并尽量选择远离手术切口、位置合适的部位进行置管引流，确保引流充分。

3. 手术后

（1）医务人员接触患者手术部位或更换手术切口敷料前后应

当进行手卫生。

（2）为患者更换切口敷料时，要严格遵守无菌技术操作原则及换药流程。

（3）术后保持引流通畅，根据病情尽早为患者拔除引流管。

（4）外科医师、护士要定时观察患者手术部位切口情况，出现分泌物时应当进行微生物培养，结合微生物报告及患者手术情况，对外科手术部位感染及时诊断、治疗和监测。

（5）改善患者营养状态，调节水、电解质及酸碱平衡。

参考依据

（1）《手术部位感染预防与控制技术指南》（卫办医政发〔2010〕187号）；

（2）《抗菌药物临床应用指导原则》（卫办医政发〔2015〕43号）。

第二节　手术部位感染标本采集及运送管理制度

（一）一般原则

（1）在抗菌药物使用前，且有临床感染症状或伤口恶化或长期不愈合时采集标本。

（2）闭合伤口或穿刺采集标本，皮肤消毒液从穿刺点向外画圈消毒，至消毒区域直径达5cm以上，消毒不少于2遍，待消毒液挥发干燥后（常需30s以上）穿刺采集。

（3）开放伤口用无菌生理盐水充分冲洗，不可以用消毒剂。

（4）采集新鲜的感染组织，避免采集浅表的组织碎屑。

（5）若可以采集穿刺物或活检标本，应避免拭子标本。

（6）较大标本用含有少量生理盐水的无菌塑料容器。

（二）采集方法

1. 封闭性脓肿

（1）注射器穿刺抽取脓液。

（2）若无法抽到脓液，应先皮下注射少量无菌生理盐水，再穿刺抽吸脓液；若脓液过多，应先切开引流，在基底部或脓肿壁采集标本。脓液的量以大于1ml为宜。

（3）排除注射器内部及针头的气体，用无菌橡皮塞封闭针头送检；或直接打入血培养瓶中。疑为厌氧菌，应迅速将脓液打入厌氧血培养瓶中。

2. 组织和活检标本

（1）尽量采集足够大的组织，避免在坏死区域采集。

（2）将小块的组织放在运输培养基内；较大的放在无菌容器中，并加入少量无菌生理盐水。

3. 开放伤口

（1）无菌生理盐水彻底冲洗浅表部位，去除表面的渗出物和碎屑。

（2）用拭子深入伤口的基底部用于培养。

（三）标本的标识

填写患者信息、标本类型（深部组织、表浅组织、脓肿和穿刺物等）、标本的来源（腹腔、腿和上臂等），记录标本采集的日期和时间及是否在使用抗菌药物前采集，选择检查项目（需氧培养或厌氧培养）。

（四）标本的送检

为了更好地分离病原菌，标本应在采集后的30min内送到实验室。送检时应保持标本湿润。在送检前或运送过程中，禁止将标本放于冰箱。若不能及时送检，运输培养基中标本应室温保存，最长不可超过2h。应用密闭的标本箱运送标本，箱外贴生物安全标识。运送人员做好职业防护，可能污染手时戴手套，污染的手套不能触及电梯按钮、门把手等清洁处。

参考依据

《临床实验室生物安全指南》（WS/T 442-2014）。

第九章　手卫生管理

第一节　ICU手卫生管理制度

（一）概念

1. 手卫生

医务人员在从事职业活动过程中的洗手、卫生手消毒和外科手消毒的总称。

2. 洗手

医务人员用流动水和洗手液（皂液）揉搓冲洗双手，去除手部皮肤污垢、碎屑和部分微生物的过程。

3. 卫生手消毒

医务人员用手消毒剂揉搓双手，以减少手部暂居菌的过程。

4. 外科手消毒

外科手术前医务人员用流动水和洗手液揉搓冲洗双手、前臂至上臂下1/3，再用手消毒剂清除或杀灭手部、前臂至上臂下1/3暂居菌和减少常居菌的过程。

5. 常居菌

能从大部分人体皮肤上分离出来的微生物，是皮肤上持久的固有寄居菌，如凝固酶阴性葡萄球菌、棒状杆菌属、丙酸菌属、不动杆菌属等。不易被机械摩擦清除。一般情况下不致病，在一定条件下能引起导管相关感染和手术部位感染等。

6. 暂居菌

寄居在皮肤表层，常规洗手容易被清除的微生物。直接接触患者或被污染的物体表面时可获得，可通过手传播，与医院感染密切相关。

7. 手卫生设施

用于洗手与手消毒的设施设备，包括洗手池、水龙头、流动水、洗手液（皂液）、干手用品、生活垃圾桶、手消毒剂等。

（二）手卫生管理与基本要求

（1）明确医院感染管理、医疗管理、护理管理以及后勤保障等部门在手卫生管理工作中的职责。根据各部门（科室）在院感管理中的职责，加强对手卫生知识培训，行为指导、监督与管理，将手卫生纳入医疗质量考核，提高医务人员及工勤人员手卫生的依从性。

（2）制定并落实手卫生管理制度，配备有效、便捷、适宜的手卫生设施。

（3）定期开展手卫生的全员培训，医务人员应掌握手卫生知识和正确的手卫生方法。

（4）手消毒剂应符合国家有关规定和GB 27950的要求，在有效期内使用。

（5）手消毒效果应达到如下要求：卫生手消毒监测的细菌菌落总数应≤10cfu/cm^2。外科手消毒监测的细菌菌落总数应≤5cfu/cm^2。

（三）手卫生基本原则

（1）手部指甲长度不应超过指尖。

（2）手部不戴戒指、手镯等装饰物。

（3）禁止戴人工指甲、涂抹指甲油等指甲装饰物。

（四）洗手与卫生手消毒指征

（1）下列情况医务人员应洗手和/或使用手消毒剂进行卫生手消毒：①接触患者前：清洁、无菌操作前，包括进行侵入性操作前；暴露患者体液风险后，包括接触患者黏膜、破损皮肤或伤口、血液、体液、分泌物、排泄物、伤口敷料等之后。②接触患者后：接触患者周围环境后，包括接触患者周围的医疗相关器械、用具等物体表面后。

（2）下列情况应洗手：①当手部有血液或其他体液等肉眼可见的污染时；②可能接触艰难梭菌、肠道病毒等对速干手消毒剂不敏感的病原微生物时；③手部没有肉眼可见污染时，宜使用手消毒剂进行卫生手消毒。

（3）下列情况时医务人员应先洗手，然后进行卫生手消毒：①接触传染病患者的血液、体液和分泌物以及被传染性病原微生物污染的物品后；②直接为传染病患者进行检查、治疗、护理或处理传染患者污物之后。

（五）手卫生促进策略

（1）确保手清洁剂、一次性纸巾、速干手消毒剂等手卫生用品的充足供应。

（2）对医务人员手卫生知识培训，并考核合格。

（3）对医务人员手卫生的依从性定期进行监测、反馈。

（4）鼓励患者、探视者和医务人员合作，共同促进手卫生。

（六）洗手/卫生手消毒操作规程

1. 洗手与卫生手消毒设施

（1）流动水：在诊疗区域均宜配备非手触式水龙头。

（2）洗手液：宜含有护肤成分和使用一次性包装。洗手液发生浑浊或变色等变质情况时及时更换。

（3）一次性干手纸巾。

（4）手消毒剂。

2.洗手方法

（1）打湿：流动水打湿双手。

（2）涂抹：足量皂液涂抹双手所有皮肤。

（3）揉搓：揉搓双手至少15s，具体揉搓步骤如下。第一步：掌心相对，手指并拢，相互揉搓；第二步：手心对手背沿指缝相互揉搓，交换进行；第三步：掌心相对，双手交叉指缝相互揉搓；第四步：弯曲手指使关节在另一手掌心旋转揉搓，交换进行；第五步：右手握住左手大拇指旋转揉搓，交换进行；第六步：将五个手指尖并拢放在另一手掌心旋转揉搓，交换进行；必要时增加对手腕的揉搓。

（4）冲洗：流动水彻底冲洗双手。

（5）干燥：一次性干手纸巾干燥双手。

（6）关水：如为手接触式水龙头，应垫一次性干手纸巾关闭水龙头。将用后纸巾放入生活垃圾袋（如接触传染病或疑似传染病患者应放入医疗废物桶）。

3.医务人员卫生手消毒

（1）取适量的手消毒剂于掌心，均匀涂抹双手。

（2）按照医务人员洗手方法揉搓的步骤进行揉搓。

（3）揉搓至手部干燥。

4.手消毒剂选择

卫生手消毒时首选速干手消毒剂，过敏人群可选用其他手消毒剂；针对某些对乙醇不敏感的肠道病毒感染时，应选择其他有效的手消毒剂。

5.注意事项

戴手套不能代替手卫生，摘手套后应进行手卫生。

（七）外科手消毒操作规程

1.设施

（1）应配置专用洗手池。洗手池设置在手术间附近，水池大小、高度适宜，能防止冲洗水溅出，池面光滑无死角，易于清洁。洗手池应每日清洁与消毒。

（2）洗手池及水龙头数量应根据手术间的数量合理设置，每2~4间手术间宜独立设置1个洗手池，水龙头数量不少于手术间的数量，水龙头开关应为非手触式。

（3）应配备符合要求的洗手液。

（4）应配备清洁指甲的用品。

（5）可配备手卫生的揉搓用品。如配备手刷，手刷的刷毛应柔软。

（6）免洗手消毒剂的出液器应采用非手触式，容器一次性使用。

（7）手消毒剂宜采用一次性包装。

（8）干手物品及其盛装容器一人一用一清洗一消毒。

（9）应配备计时装置、外科手卫生流程图。

2.外科手消毒应遵循的原则

先洗手后消毒。不同患者手术之间、手套破损或手被污染时，应重新进行外科手消毒。

3.外科洗手遵循以下方法与要求

（1）洗手之前应先摘除手部饰物，修剪指甲，指甲长度不超过指尖。

（2）取适量的洗手液清洗双手、前臂和上臂下1/3，并认真揉搓。清洁双手时，可使用清洁指甲用品清洁指甲下的污垢，使用揉搓用品清洁手部皮肤的皱褶处。

（3）流动水冲洗双手、前臂和上臂下1/3。

（4）使用干手用品擦干双手、前臂和上臂下1/3。

4.外科免冲洗手消毒方法

（1）按照外科洗手的方法与要求完成外科洗手。

（2）取适量的手消毒剂放置在左手掌上。

（3）将右手指尖浸泡在手消毒液中（≥5s）。

（4）将手消毒液涂抹在右手、前臂和上臂下1/3，确保通过环形运动环绕前臂至上臂下1/3，将手消毒剂完全覆盖皮肤区域，持续揉搓10~15s，直至消毒剂干燥。

（5）取适量的手消毒剂放置在右手掌上。

（6）在左手重复（3）（4）过程。

（7）取适量的手消毒剂放置在手掌上。

（8）揉搓双手直至手腕，揉搓至手部干燥。

（9）手消毒剂的取液量、揉搓时间及使用方法遵循产品的使用说明。

5.外科手消毒注意事项

（1）不应戴假指甲，应保持指甲周围组织的清洁。

（2）在整个手消毒过程中应保持双手位于胸前并高于肘部，使水由手部流向肘部。

（3）洗手与消毒可使用海绵、其他揉搓用品，或双手相互揉搓。

（4）术后摘除外科手套后，用皂液清洁双手。

（5）用后的清洁指甲用具、揉搓用品（如海绵、手刷等），应放到指定的容器中；揉搓用品应每人使用后消毒，或一次性使用；清洁指甲用品应每日清洁与消毒。

（八）手卫生培训及考核

（1）各临床科室每年对手卫生知识培训或考核一次。

（2）医院感染管理科每年对医务人员进行一次手卫生知识培训及考核。

（九）监督管理与监测

1. 监督管理

质控办负责各部门协调工作；感染管理科负责制度流程制定、技术指导、培训及监督，发现问题及时反馈各部门和质控办；各主管部门分工：医务处负责医生，护理部负责护理人员，门诊部负责门诊医师及医技人员，总务处负责后勤及保洁人员手卫生的管理（包括组织培训、考核、监督等），药学部和总务处负责手卫生用品和手消毒液的配备、供应。将手卫生纳入医疗质量考核，提高医务人员手卫生的依从性。

2. 监测

每季度对重点部门，如手术室、产房、导管室、层流洁净病房、骨髓移植室、重症监护病房、新生儿室、母婴室、血液透析室、感染性疾病科、口腔科、静脉配置中心等部门医务人员的手进行生物学监测，结果汇总后反馈。外科手监测医务人员每人每年循环监测1次。当怀疑医院感染暴发与医务人员手卫生有关时，应及时进行监测，并进行相应病原微生物的检测，采样时机为工作中随机采样。

3. 科室自查

手卫生设施完善，自查手卫生依从性、正确率，并汇总分析，持续改进。

4. 季度抽查

医院感染管理科每季度不定期抽查手卫生依从性及正确性等。

第二节　手卫生依从性监测方法

采用直接观察法。在日常医疗护理活动中，不告知观察对象时，随机选择观察对象，观察并记录医务人员手卫生时机及执行的情况，计算手卫生依从率，以评估手卫生的依从性。观察人员为受过专门培训的观察员，根据评价手卫生依从性的需要，选择具有代表性的观察区域和时间段；观察持续时间不宜超过20min。

1.观察规则

（1）推荐在匿名并保密的情况下收集数据。

（2）将监测结果尽快反馈给监测单位。

2.观察员要求

（1）经过严格培训，熟悉并理解手卫生指征，在监测中能正确识别手卫生指征、时机等。

（2）有一定临床、护理工作经验。

（3）观察时不能影响正常诊疗工作，注意保护患者隐私。

（4）特殊情况下，如抢救患者时，不应进行手卫生依从性监测。

3.监测注意事项

（1）观察到的手卫生行为可以是阴性（未执行），也可以是阳性（已执行）。

（2）观察员只能记录看见的手卫生行为。

（3）一次手卫生时机可同时对应多个手卫生指征，但至少应对应一个手卫生指征。当多个指征同时出现，应全部记录。

（4）在观察依从性的同时可观察手卫生正确性。

4.观察前设计监测内容及表格

（1）每次观察记录观察日期和起止时间、观察地点（医院名称、病区名称等）、观察人员。

（2）记录观察的每个手卫生时机，包括被观察人员类别（医生、护士、护理员等）、手卫生指征、是否执行手卫生以及手卫生的方法。

（3）可同时观察其他内容，如手套佩戴情况、手卫生操作的正确性及错误原因。

（4）观察人员可同时最多观察3名医务人员。一次观察一名医务人员，不宜超过3个手卫生时机。

（5）计算手卫生依从率，并进行反馈。

手卫生依从率＝手卫生执行时机数/应执行手卫生时机数×100%

（6）优点：可观察详细信息，如洗手、卫生手消毒、手套的使用、揉搓方法和影响消毒效果的因素。

（7）缺点：工作量大、耗时、需要合格的观察员，存在选择偏倚、霍桑效应和观察者偏倚。

参考依据

《医务人员手卫生规范》（WS/T 313-2019）。

第十章　环境清洁消毒方法与要求

第一节　ICU环境及消毒灭菌监测制度

根据医院环境卫生学要求重症监护病房属于II类环境。

（一）紫外线

1. 日常监测

登记照射时间、累计使用时间、使用人签名，每周用75%酒精擦拭紫外线灯一次，并记录。

2. 强度监测

每半年一次。紫外线强度照射指示卡检测法：开启紫外线灯5min后，将指示卡置紫外线灯下垂直距离1米处，有图案一面朝上，照射1min。紫外线照射后，图案中光敏色块由乳白色变成不同程度的淡紫色，观察指示卡色块的颜色，将其与标准色块比较，读出照射强度。

3. 结果判定

紫外线灯照射强度≥70μW/cm^{2}为合格。监测结果不合格的紫外线灯管，应立即更换。监测结果填写在《紫外线灯消毒记录本》上，标明监测时间、结果及监测人签名。

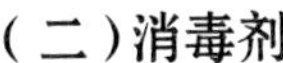

（二）消毒剂

1.化学指示卡监测

含氯消毒剂每日监测，戊二醛每周监测。

2.生物监测

消毒剂每季进行生物学监测，不得检出致病菌。灭菌剂每月进行生物学监测，不得检出任何微生物。

（三）内窥镜

各种消毒后的内窥镜（如胃镜、肠镜、喉镜、气管镜等）每季进行生物学监测，不得检出致病性微生物。

各种浸泡灭菌后的内窥镜，每月进行生物学监测，不得检出任何微生物。

第二节　隔离种类、适应疾病及消毒隔离制度

一、隔离原则

根据疾病的传播途径（接触传播、飞沫传播、空气传播和其他途径传播），结合本院的实际情况，制定相应的接触隔离、飞沫隔离、空气隔离的预防措施。

一种疾病可能有多种传播途径时，应在标准预防的基础上，采取相应传播途径的隔离与预防措施。隔离病室应有隔离标志，并限制人员的出入。传染病患者或可疑传染病患者应安置在单人隔离房间。受条件限制的医院，同种病原体感染的患者可安置于一室。

在接到化验结果或危急值报告时，医生及时下达相应的隔离医嘱，护理人员在病历夹上、腕带、病床标示牌或单间门上放置

隔离标识。

二、接触隔离措施

蓝色标识适用于预防通过直接或间接接触患者或患者医疗环境而传播的传染源，如多重耐药耐菌感染、艰难梭菌、肠道感染、乙肝等，无论是疑似、确诊感染还是定植的患者，都应隔离。

（一）患者安置

应限制患者的活动范围。患者应安置在单间内或同种多重耐药菌感染患者安置在同一病室内。

应减少转运，如需要转运时，应采取有效措施，减少对其他患者、医务人员和环境表面的污染。

避免将感染后可能预后不良或容易传播感染的患者，如免疫功能不全、有开放性伤口或可能长期住院的患者安置于同一病房。

（二）个人防护

接触同一病房内不同患者之间，应更换个人防护用品及执行手卫生。

接触隔离患者的血液、体液、分泌物、排泄物等物质时，应戴手套；离开隔离病室前，接触污染物品后应摘除手套，洗手和/或手消毒。手上有伤口时应戴双层手套。

进入隔离病室，从事可能污染工作服的操作时，应穿隔离衣，离开病室前，脱下隔离衣，用后按医疗废物管理要求进行处置。

脱卸隔离衣后，应确保衣服及皮肤不接触污染的环境表面。

（三）物品消毒

遵循标准预防的原则处理相关医疗装置和仪器（设备）。

一般诊疗用品，如听诊器、血压计、体温计、压舌板、止血带等应专用，不能专用的医疗装置应在每一位患者使用前后进行清洁和消毒。

病房环境表面，尤其是频繁接触的物体表面，如床栏杆、床旁桌、卫生间、门把手以及患者周围的物体表面，应经常清洁消毒，每班至少1次。

三、飞沫隔离措施

粉色标识。适用于经飞沫传播的疾病，如百日咳、白喉、流行性感冒、病毒性腮腺炎、流行性脑脊髓膜炎等，在标准预防的基础上，还应采用飞沫传播的隔离预防。

（一）患者安置

（1）同传染源的患者可安置在同一病房。

（2）有条件时重度咳嗽且有痰的患者安排单间。

（3）避免与免疫功能不全的感染者安置于同一病房。

（4）应减少转运，当需要转运时，医务人员应注意防护。

（5）患者病情容许时，应戴外科口罩，并定期更换。应限制患者的活动范围。

（6）患者之间、患者与探视者之间相隔距离在1m以上。探视者应戴外科口罩。

（7）加强通风，或进行空气的消毒（空气消毒机或紫外线消毒）。

（8）门急诊应尽快将患者安置于隔离间，并且建议患者遵循呼吸卫生（咳嗽）礼仪。

（二）个人防护

（1）接触同一病区内不同患者的，应更换个人防护用品及执行手卫生。

（2）密切接触患者时，除了口罩以外，需佩戴护目镜或防护面罩。

（3）针对疑似或确诊H7N9等新发传染病患者应遵循最新感染控制指南。

四、空气隔离措施

黄色标识。适用于经空气传播的疾病，如肺结核、麻疹、水痘等，在标准预防的基础上，还应采用空气传播的隔离与预防。

（一）患者安置

（1）在病情许可情况下，应尽快将患者转送至传染病院。

（2）患者病情不允许转院时，将患者安置于负压病房。

（3）当患者病情容许时，应戴外科口罩，定期更换，并限制活动范围。

（4）应严格进行空气消毒。

（5）应尽可能安排具有特异性免疫的医务人员进入病房。

（6）确需转运时，应指导患者佩戴外科口罩，并遵循呼吸卫生（咳嗽）礼仪。

（7）门急诊发现通过空气传播疾病的患者或疑似患者，应指导患者佩戴外科口罩，并引导至感染性疾病门诊。

（二）个人防护

（1）医务人员无论是否具有特异性免疫，进入病房时均应佩戴医用防护口罩。

（2）应严格按照区域流程，在不同的区域穿戴不同的防护用品。离开时按要求摘脱，并正确处理使用后物品。

（3）进入确诊或可疑传染病患者房间时，应戴帽子、医用防护口罩；进行可能产生喷溅的诊疗操作时，应戴防护目镜或防护面罩，穿防护服；当接触患者及其血液、体液、分泌物、排泄物等物质时应戴手套。

（4）防护用品使用的具体要求应遵循《个人防护用品使用管理制度》。

（5）其他传播途径疾病的隔离与预防：应根据疾病的特性，采取相应的隔离与防护措施。

五、污物的处理

（1）传染病患者产生的所有垃圾均为医疗垃圾。

（2）用后的防护服、一次性口罩、帽子、手套、鞋套及其他废物装入黄色垃圾袋，不可超过3/4满，扎紧袋口。

（3）交接时在污染口用1000mg/L含氯消毒液喷洒，然后套第二层黄色垃圾袋，扎紧袋口。

（4）垃圾置于双层黄色医疗废物袋内，贴医疗废物标识，并注明“传染”标识。医疗废物处置符合有关规定。

第三节　消毒灭菌管理制度

进入人体无菌组织、器官、腔隙或接触破损皮肤、破损黏膜、组织的诊疗器械、器具和物品必须达到灭菌水平。

接触完整皮肤、黏膜的诊疗器械、器具和物品必须达到消毒水平。

各种用于注射、穿刺、采血等有创操作的医疗器具必须一人一用一灭菌。

消毒药械、一次性医疗器械和器具应当符合国家有关规定。

一次性使用的医疗器械、器具不得重复使用。

可重复医疗器械实行集中处置制度，一般患者使用后的医疗器械和物品，在无明显污渍后放入器械回收箱，由供应室集中处置；传染患者或特殊感染患者（如气性坏疽患者、不明原因发热的患者）用过的医疗器械、器具、用品，直接放入器械回收箱，可按照特殊感染种类浸泡于相应消毒液中，注明感染种类，并及时通知供应室，由供应室集中处置。所有医疗器械在检修前应先经消毒或灭菌处理。

一、消毒、灭菌方法的选择原则

（1）根据物品污染后导致感染的风险高低选择相应的消毒或灭菌方法。

高度危险性物品，应采用灭菌方法处理；中度危险性物品，应采用达到中水平消毒以上效果的消毒方法；低度危险性物品，宜采用低水平消毒方法，或做清洁处理；遇有病原微生物污染时，针对所污染病原微生物的种类选择有效的消毒方法。

（2）根据物品上污染微生物的种类、数量选择消毒或灭菌方法。

对受到致病菌芽孢、真菌孢子、分枝杆菌和经血传播病原体（乙型肝炎病毒、丙型肝炎病毒、艾滋病病毒等）污染的物品，应采用高水平消毒或灭菌。对受到真菌、亲水病毒、螺旋体、支原体、衣原体等病原微生物污染的物品，应采用中水平以上的消毒方法。对受到一般细菌和亲脂病毒等污染的物品，应采用达到中水平或低水平的消毒方法。

杀灭被有机物保护的微生物时，应加大消毒药剂的使用剂量和（或）延长消毒时间。消毒物品上微生物污染特别严重时，应加大消毒剂的使用剂量和（或）延长消毒时间。

（3）根据消毒物品的性质选择消毒或灭菌方法。

耐高热、耐湿的诊疗器械、器具和物品，应首选压力蒸汽灭菌；耐热的油剂类和干粉类等应采用干热灭菌。不耐热、不耐湿的物品，宜采用低温灭菌方法如环氧乙烷灭菌、过氧化氢等离子体灭菌或低温甲醛蒸汽灭菌等。

物体表面消毒，应考虑表面性质，光滑表面宜选择合适的消毒剂擦拭或紫外线消毒器近距离照射；多孔材料表面宜采用浸泡或喷雾消毒法。

化学消毒或灭菌可根据以上情况分别选择高效、中效、低效消毒剂或灭菌剂。使用化学消毒剂前必须了解消毒剂的性能、作用、使用方法、影响灭菌或消毒效果的因素等，配制时注意有效浓度，并按规定定期监测。

更换灭菌剂时，必须对用于浸泡灭菌物品的容器进行灭菌处理。

连续使用的氧气湿化瓶、湿化罐、新生儿暖箱的湿化器等器材，每日更换湿化液，湿化液应用灭菌水。用毕终末消毒，干燥保存。

二、紫外线灯强度监测流程

（1）监测时间：半年1次。

（2）监测方法：挂检测杆，开紫外线灯稳定5min。工作人员做好防护（帽子、口罩、手套），将紫外线检测卡放置于距离灯管1m处进行监测。照射1min，关闭紫外线灯。

（3）判断合格标准：新灯管辐射强度≥90μw/cm^2；使用中灯管辐射强度应≥70μw/cm^2；＜70μw/cm^{2}或使用时间大于1000h更换。

三、物品和环境表面消毒效果监测流程

（1）采样时间：消毒处理后或怀疑与医院感染暴发有关时。

（2）采样面积：≥100cm^2，取100cm^2；＜100cm^2，取全部面积。

（3）采样方法：标准预防（手卫生、隔离衣、帽子、口罩、手套等）后，取灭菌规格板放在被检物体表面，用浸有无菌采样液的棉拭子1支，在规格板内横竖往返各涂擦5次，并随之转动棉拭子，连续采4个规格板面积，剪去手接触的部位，将棉拭子投入10ml含相应中和剂的无菌采样液试管中，立即送检。

（4）检测方法：振荡20秒或用力振打80次，取采样液1ml接种平皿，将冷至40℃~45℃的熔化营养琼脂培养基每皿倾注15~20ml，置（36±1）℃恒温箱培养48h，计数菌落数。怀疑与医院感染暴发有关时，进行目标菌的检测。

（5）结果计算：细菌菌落总数（cfu/cm^2）=平均每皿菌落数×稀释倍数/采样面积（$100cm^2$）。小型物体表面用cfu/件表示。

（6）结果判定：Ⅰ、Ⅱ类环境：≤$5cfu/cm^2$；Ⅲ、Ⅳ类环境：≤$10cfu/cm^2$。

第四节　负压病房医院感染管理制度

一、建筑布局

病室采用负压通风，上送风、下排风；病室内送风口应远离排风口，排风口应置于病床床头附近，排风口下缘靠近地面但应高于地面10cm，病房具有良好密闭性，保持门窗关闭。

风应经过初、中效过滤，排风应经过高效过滤处理，每小时换气12次以上。病房外安装压差表，便于观察。备有效、便捷的洗手设施。尽量设置独立卫生间。

二、消毒隔离

一间负压病室安排一名患者，无条件时可安排同种呼吸道感染疾病患者；患者病情许可时，应戴外科口罩，并限制患者到病室外活动。

集中进行诊疗和护理，减少出入频率。

尽量减少患者不必要的转运，如需要转运时，应使用负压担架车转运，减少对其他患者、医务人员和环境表面的污染。

室内地面每日2次用500mg/L含氯消毒液擦拭消毒。

空气消毒每日2次，并记录。

患者出院所带物品应进行消毒处理后方可带回。

三、医务人员防护

根据不同疾病的传播途径，穿戴不同的防护用品；离开隔离病房时按要求摘脱防护用品，并正确处理使用后物品。

进入确诊或可疑传染病患者房间时，应戴帽子、医用防护口罩；进行可能产生喷溅的诊疗操作时，应戴防护目镜或防护面罩，穿防护服；当接触患者及其血液、体液、分泌物、排泄物等物质时应戴手套。具体参见《个人防护用品使用管理制度》。

四、维护与监测

使用中负压病房负压值每日监测记录1次，并通过负压表观察压差。

总务处负责设备日常维护（科室监督）；每周监测负压病房负压值一次，并检查系统完好性、墙面及门有无异常开缝等密闭情况；每周对排风过滤网及排风口进行一次清洁，并500mg/L含氯消毒液消毒。每年监测负压病房温度、湿度、负压值、风速、照度、噪声、尘埃粒子数（包括暂时未使用的负压病房）。

当负压病房出现故障时，及时协调将患者转运到其他负压病房，同时联系总务处进行维修，并报告医务处、护理部、感染管理科等。进出负压病房工作人员必须按要求做好隔离防护。

第五节　诊疗仪器用品清洁消毒灭菌管理制度

一、管理要求

各科室设专人负责诊疗仪器用品的清洁消毒，并记录。

一般仪器（如呼吸机、监护仪、微量泵、输液泵、喂食泵、血糖仪、吸引器、氧气表、便携式氧饱和度仪、心电图机、洗胃机等）定期检查完整性和清洁消毒。

需要维修的仪器设备应清洁消毒后方可外送维修。

特殊仪器要根据厂家提供维护和保养说明进行清洁消毒，并记录在仪器维护记录本上。

隔离治疗的患者尽量专人专用，不能专用；发生血液、体液等污染时，应立即进行消毒后，方可使用。

诊疗仪器用品清洁消毒时，穿戴好个人防护装备，如工作服、手套等。

二、消毒灭菌原则

进入人体无菌组织、器官、腔隙，或接触人体破损皮肤、破损黏膜、组织的诊疗器械、器具和物品应进行灭菌。

接触完整皮肤、完整黏膜的诊疗器械、器具和物品应进行消毒。

任何物品消毒灭菌前，均应充分清洗干净。

一般的仪器定期清洁消毒，有血液、体液污染时应立即消毒。

管道中被血迹等有机物污染时，应交消毒供应中心采用超声波和医用清洗剂浸泡清洗。

常用擦拭消毒液为500mg/L含氯消毒液或75%酒精或一次性消毒湿巾，需要防水的仪器建议使用75%酒精或厂家推荐的方法进行清洁消毒。

当医生需戴手套操作仪器时，将医疗仪器表面覆盖一次性薄膜，一患者一更换。

使用的消毒剂应监测其浓度，在有效期内使用。

第六节　医院空气净化消毒器使用管理制度

一、安装

机型的选择应与所安装的房间体积匹配，按使用说明设置消毒时间。

柜机的安装应选择人员走动少，且为房间的下风处或重污染区域。

壁挂机安装应处于房间清洁区或操作台面的对侧墙面或侧墙。

二、使用

使用前应关闭门窗，做好使用记录。

房间需要开窗通风换气时，应先关闭空气净化消毒器（机）。

使用空气净化消毒器（机）的房间应保持室内清洁干燥，日常清洁应采取湿式保洁。

三、维护

根据使用频率与环境清洁状况，每3个月清洁滤网（膜）与格栅1次。

ip芯（活性剂等）。

保持消毒器（机）外表清洁无尘。

做好维护记录。

四、清洗与消毒

小心拆卸滤网（膜），采用塑料袋打包，严禁在清洁区或在洗手水池内进行清洁，应在指定洗涤间进行清洁。

采用清水冲洗，自然干燥后，方可安装启用。

通常不需要对滤网（膜）进行消毒，如发生经空气传播疾病暴发时，应在清洁的基础上，采用消毒剂浸泡消毒。

在清洁过程中，相关人员应做好个人防护，防止滤网（膜）上尘埃的吸入以及清洗污水溅到清洗者身上。

五、空气消毒效果监测流程

（1）采样时间：Ⅰ类环境在洁净系统自净后与从事医疗活动前采样；Ⅱ、Ⅲ、Ⅳ类环境在消毒或规定的通风换气后于从事医疗活动前采样；或怀疑与医院感染暴发有关时采样。

（2）采样方法：标准预防（手卫生、隔离衣、帽子、口罩、手套等）后，取配备好的9cm普通营养琼脂平板，进入重点部门进行布点。

（3）洁净手术部（室）和其他洁净场所，参照GB50333要求进行监测。$>30m^2$的房间布四角及中央5个点，四角的布点位置距墙壁1m，采样高度距离地面0.8~1.5m，同时做阴性对照和模拟对照。$\leqslant 30m^2$的房间设内、中、外对角线三点，内、外点距墙壁1m，采样高度距离地面0.8~1.5m。同时做阴性对照和模拟对照。

（4）暴露规定时间后盖上培养皿，及时送检。

（5）检测方法：将培养皿置（36±1）℃恒温箱按规定时间培养，计数菌落数。

（6）结果计算：按平均每皿的菌落数报告：cfu/（皿·暴露时间）。

（7）结果判断：①洁净手术部（室）和其他洁净场所应遵循GB50333。②Ⅱ类环境≤4cfu/（15min·直径9cm平皿）。Ⅲ、Ⅳ类环境≤4cfu/（5min·直径9cm平皿）。③怀疑医院感染暴发或疑似暴发与医院环境有关时，进行目标微生物检测。

第十一章　ICU 医院感染防控应知应会

一、院感重点知识

1. 医院感染概念

是指住院患者在医院内获得的感染，一般无明显潜伏期的患者入院48h以后发生的感染，有潜伏期的超过平均潜伏期后发生的感染。包括在住院期间发生的感染和在医院内获得出院后发生的感染；但不包括入院前已开始或入院时已存在的感染。医院工作人员在医院内获得的感染也属于医院感染。报告流程见图11-1。

2. 医源性感染概念

指在医学服务中，因病原体传播引起的感染。

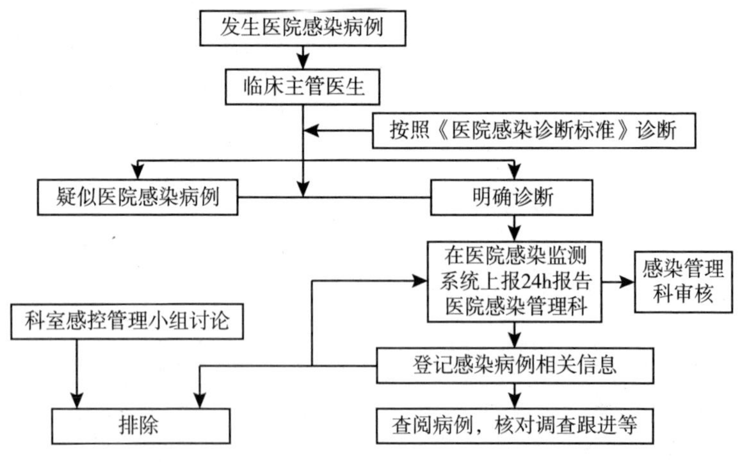

图11-1　医院感染报告流程：24h内报告感染管理科

3. 医院感染暴发概念

指在医疗机构或其科室的患者中，短时间内发生3例以上同种同源感染病例的现象。

4. 疑似医院感染暴发概念

指在医疗机构或其他科室的患者中，短时间内出现3例以上临床综合征相似、怀疑有共同传染源的感染病例；或3例以上怀疑有共同传染源或感染途径的感染病例现象。

5. 标准预防概念

是针对医院所有患者和医务人员采取的一组预防感染措施，包括手卫生，根据预期可能的暴露选用手套、隔离衣、口罩、护目镜或防护面罩，以及安全注射；也包括穿戴合适的防护用品处理患者环境中污染的物品与医疗器械。

6. 呼吸道卫生概念

是呼吸道感染患者佩戴医用外科口罩、在咳嗽或打喷嚏时用纸巾盖住口鼻、接触呼吸道分泌物后实施手卫生，并与其他人保持1m以上距离的一组措施。

7. 医务人员感染性职业暴露概念

是指医务人员以及有关工作人员在从事临床诊疗护理及相关工作过程中暴露于某种传染源的情况。包括血源性传染病感染或携带者的血液、体液污染了破损皮肤或黏膜；被含有病原体的血液、体液污染了的针头及其他锐器刺破皮肤；吸入具有感染性的气溶胶；直接接触了传染性物质等。

8. 针刺伤处置流程

立即挤出伤口血液→反复冲洗→消毒→伤口处理→上报感染管理科评估→职业暴露专家指导下抽血化验检查→预防性用药→书面报告院感科进行登记、追访（HIV同时报公共卫生科）。

9. 三级甲等医院感染控制主要指标

医院感染率≤10%，漏报率≤10%，I类切口感染率≤1.5%，现患率实查率≥96%，清洁刀口甲级愈合率≥97%，抗菌药物使用前总送检率≥30%，限制使用级抗菌药物使用前送检率≥50%，特殊使用级抗菌药物使用前送检率≥80%。

10. 多重耐药菌概念

主要指对临床使用的三类或三类以上抗菌药物同时呈现耐药的细菌。

11. 耐药菌的传播途径、隔离措施

传播途径主要是接触传播；隔离措施是接触隔离。

12. 常见多重耐药菌种类

耐甲氧西林的金黄色葡萄球菌（MRSA）、耐万古霉素的肠球菌（VRE）、耐碳青霉烯类抗菌药物肠杆菌科细菌（CRE）：肺炎克雷伯菌、大肠埃希氏菌、耐碳青霉烯类抗菌药物鲍曼不动杆菌（CR-AB）、耐碳青霉烯类抗菌药物铜绿假单胞菌（CR-PA）。

13. 多重耐药菌医院感染预防控制主要措施

（1）严格实施隔离措施：接触隔离（CRE以及VRE患者单间隔离，其他多重耐药患者同类放置床旁隔离）；小医疗设备专用，接触患者时采取防护措施如穿隔离衣、戴手套、口罩帽子等。蓝色隔离标识。

（2）加强医务人员的手卫生。

（3）切实遵守无菌技术操作规程。

（4）加强医院环境的清洁和消毒工作。

（5）加强抗菌药物的合理应用。

注意：每病区末端固定一个隔离间，放置多重耐药或疑似传染病未转院前的患者。对于多重耐药的VRE单间接触隔离，同一类的多重耐药患者放一间房间。接到多重耐药预警后务必将多重耐药的患者信息在危急值本后面进行登记。多重耐药患者外出检查、手术、转科时务必通知对方科室。多重耐药的患者腕带有蓝色圆点标识。

14. 微生物室多重耐药菌进行判断，向临床反馈方式

通过信息系统推送临床反馈，科室确认，记录在多重耐药登记录本上。

15. 科室多重耐药菌感染报告、处理

发现多重耐药菌感染患者24h内通过院感信息系统报感染管理科。感染类型有院内多重、社区多重、定植。科室接到多重耐药反馈后立即通知主管医师下接触隔离医嘱、合理选择抗菌药物，并在病历中记录；护理人员患者床头放隔离标识、通知保洁人员；采取隔离措施。

16. 医务人员的分级防护原则

（1）一般防护：适用于普通门（急）诊、普通病房的医务人员。工作时应要求穿工作服、戴医用口罩或外科口罩。认真执行手卫生。

（2）一级防护：适用于发热门（急）诊的医务人员。工作时应穿工作服、隔离衣、戴工作帽、外科口罩（疫情期间戴防护口罩），必要时戴乳胶手套。严格执行手卫生。下班时进行个人卫生处置，并注意呼吸道与黏膜的防护

（3）二级防护：适用于空气或飞沫传播疾病的留观室、隔离病房、隔离病区的医务人员，接触从患者身上采集的标本、处理其分泌物、排泄物、使用过的物品和死亡患者尸体的工作人员，转运患者的医务人员和司机。进入隔离病房、隔离病区的医务人员必须戴医用防护口罩（N95口罩），穿工作服，隔离衣或防护服、鞋套，戴手套、工作帽。正确穿戴和脱摘防护用品，并注意呼吸道、口腔、鼻腔黏膜和眼睛的卫生与保护。

（4）三级防护：适用于为空气或飞沫传播疾病的患者实施可引发气溶胶操作的医务人员。除二级防护外，应当加戴面罩或全面型呼吸防护。

18. 医院感染暴发报告程序及处置预案（图11-2）

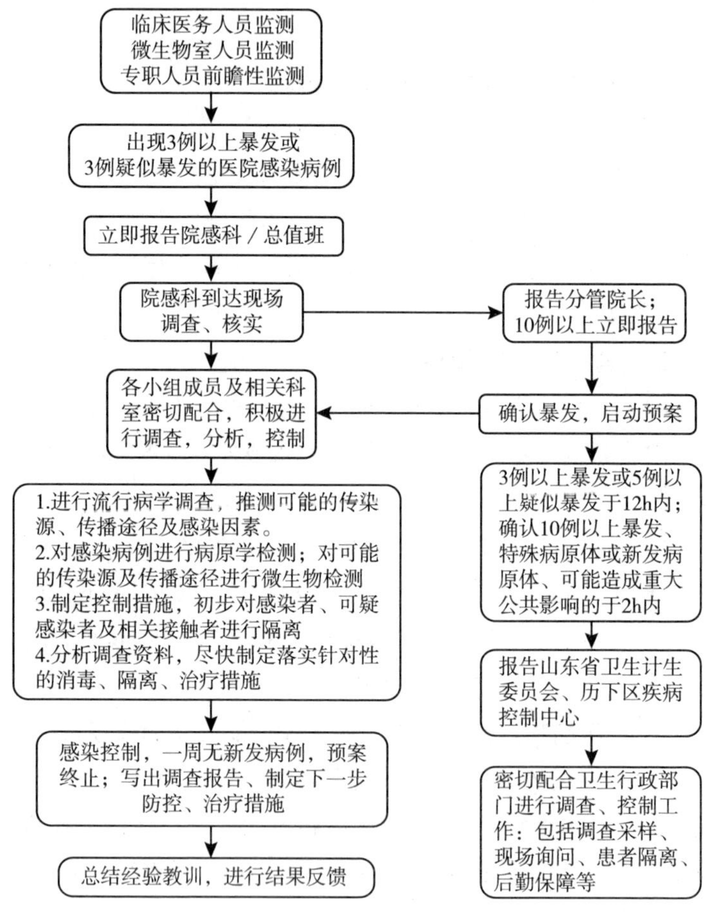

图11-2　医院感染暴发报告、应急处置流程图

19. 医疗废物分类（图11-3）

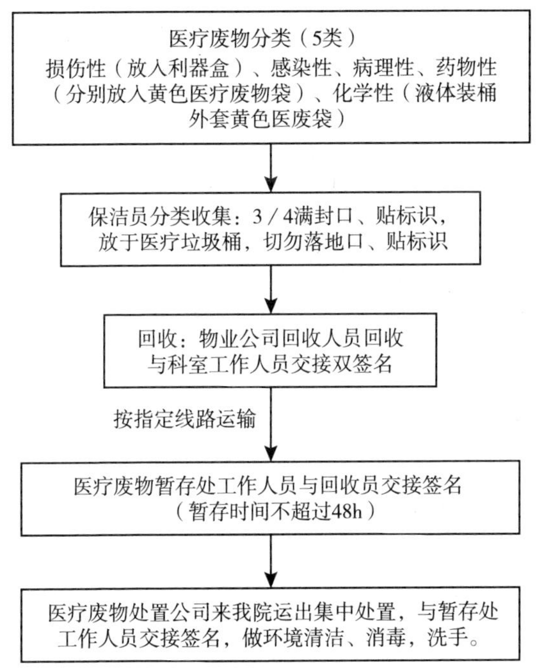

图11-3　医疗废物分类收集、回收、处理流程

20. 2019年5月院感十项基本制度

感染分级管理制度、感染监测及报告管理制度、感染标准预防措施执行管理制度、感染风险评估制度、多重耐药菌感染预防与控制制度、侵入性器械/操作相关感染防控制度、感控培训教育制度、医疗机构院内感染暴发报告及处置制度、医务人员感染性病原体职业暴露预防、处置及上报制度、医疗机构内传染病相关感染预防与控制制度。

21. 不同传播途径疾病的隔离原则

（1）在标准预防的基础上，应根据疾病的传播途径（接触传播、飞沫传播、空气传播和其他途径传播），结合本科的实际情况，制定相应的隔离与预防措施。

（2）一种疾病可能有多种传播途径时，应在标准预防的基础上，采取相应传播途径的隔离与预防。

（3）隔离病室或床单元应有隔离标志，并限制患者的活动范围及人员的出入。蓝色为接触传播的隔离、黄色为空气传播的隔离，粉色为飞沫传播的隔离。

（4）传染病患者或可疑传染病患者应安置在单人隔离房间。

（5）受条件限制的科室，同种病原体感染的患者可安置于一室。

（6）床间距要求：普通病区宜大于0.8m，急诊观察床间距不小于1.2m，空气传播的疾病住院病区床间距不小于1.1m。

22. 安全注射概念

安全注射是指对接受注射者无害、实施注射操作的医务人员不暴露于可避免的风险，以及注射后的废弃物不对环境和他人造成危害。

23. 紫外线灯监测（护理/医技人员）规范

（1）紫外线灯日常监测包括灯管启用时间、累计照射时间、使用时间及使用人签名。

（2）紫外线灯强度监测包括对新灯管和使用中灯管的照射强度监测，每半年监测一次。如果灯管使用时间累计大于1000h继续使用，应每月监测1次。

（3）紫外线灯强度照射指示卡监测方法：开启紫外线灯5min后，将指示卡置于紫外线灯下垂直距离1m处，有图案一面朝向灯管，照射1min，紫外线照射后，观察指示卡色块的颜色，将其与标准色块比较，读出照射强度。

（4）结果判定：普通30W直管型紫外线灯，新灯管的辐照强度≥90μw/cm^{2}为合格；使用中紫外线灯的辐照强度≥70μw/cm^{2}为合格；

24.其他

（1）开启的棉棒、输液贴、溶媒有效期为1天。

（2）开启的无菌蒸馏水、生理盐水每天更换1次。

（3）无菌物品、一次性物品、压脉带等应1人1用1更换。

（4）各种有创操作的医疗器具必须1人1用1灭菌。

（5）临床使用的仪器设备应每天清洁1次，频繁接触的物体表面每天清洁、消毒2次。

（6）发现医院感染病例时，应在1天内上报。

（7）医疗废物3/4满，应日产日清（1天）；利器盒不超过48h。

（8）开启的消毒剂（大瓶）有效期1个月。开启后的手消毒液按厂家的使用说明。

（9）消毒液（含氯、酒精）桶应加盖。

（10）电脑键盘加防护膜，每日清洁消毒1~2次。氧气湿化瓶及吸氧管一人一用一更换一消毒。

（11）配置好的药液应于2h内用于患者。

（12）医务人员手部皮肤破损时，若进行有可能接触患者血液、体液的诊疗和护理操作时，必须戴双层手套。

（13）医疗废物交接资料保存3年。

（14）医院患者的隔离：包括接触隔离（蓝色标识）、飞沫隔离（粉色标识）、空气隔离（黄色标识）3种。

（15）医用一次性纸袋包装的无菌物品，有效期为30天。

（16）无菌持物钳及铺好的无菌治疗盘开启后有效期为4h。

（17）锐器伤处理五步法：轻挤、冲洗、消毒、上报、专家指导用药。

（18）无菌物品（如无纺布、纸塑、硬质容器包装）有效期为6个月（180天）。普通病区窗帘、围帘半年（6个月）清洗1次；监护室窗帘、围帘3个月清洗1次。

（19）开启的小瓶碘酒、酒精等消毒剂7天一更换。

（20）棉布包装的无菌物品有效期为7天。

（21）医院感染常见的7个危险因素（锐器免植入，三管一切口）锐：锐器刺伤，刀片、针头、玻璃安瓿等；器：接受各种损伤性检查、治疗或治疗器械者；免：免疫力低下患者；植：接受手术植入物患者（有植入物手术后一年内发生手术；部位感染为医院感染）；入：侵入性检查与治疗患者；三管感染：中心静脉置管（相关血流感染）、泌尿道插管（相关泌尿系感染）、气管插管（呼吸机相关肺炎VAP）；一切口感染：手术部位感染（表浅手术切口感染、深部手术切口感染、器官/腔隙感染）。

（22）盛装感染性织物的收集袋为橘红色，有“感染性织物”标识。污医用织物存放容器应至少1周清洗1次，如遇污染应随时进行消毒处理。

25.各类空气消毒机使用

（1）机型的选择应与所安装的房间体积匹配，按使用说明设置消毒时间，做好使用记录。

（2）当有患者进入房间进行治疗、手术时，空气消毒机应持续开启，并做好使用记录。中间停用时间不超过1h。

（3）保持消毒机外表清洁无尘，科室每周清洁一次。

（4）层流床保持清洁，围帘、初效过滤网每周清洁或消毒一次，有污染及时清洁消毒。每位患者用后终末消毒。

（5）维护：根据使用频率与环境清洁状况，每3个月清洁滤网（膜）与格栅1次。

26.层流净化室维护

专人维护，有记录。参照2012年《医疗机构空气净化管理规范》，回风网、初校过滤网每周清洁1次，每年更换1次；中校过滤器3月更换1次；高效过滤器2~3年更换1次。新竣工及更换高效过滤器后要有资质的第三方监测合格后投入使用。

55.消毒液的选择及使用

含氯消毒液（健之素）500mg/L，加盖；现用现配并进行浓度监测，每日更换，作用时间30min。

56.物体表面消毒

医务人员常接触的物表每日清洁2次，有污染及时消毒。有血液体液污染的物体表面应先吸附、清洁污染物，再消毒，含氯消毒液（健之素）2000mg/L，作用时间30min。

57.污点清洁与消毒

对被患者的少量体液、血液排泄物、分泌物等感染性物质小范围污染的环境表面进行的清洁与消毒处理。

第十二章　疫情防控应知应会

一、进入医院人员“4个一”

一看（戴口罩）、一测（体温）、一查（行程码）、一问（流行病学史）。

个人防控要点：1m线少聚集；戴口罩、勤洗手、勤通风；个人、环境卫生不可少；个人防护、健康监测很重要；疫苗接种不可少。

二、发热患者管理规程“7个一律”

（1）所有门（急）诊患者一律进行筛查。对所有就诊患者必须严格测体温，超过37℃或在37℃上下浮动的患者，要进行复检并询问流行病学史，包括旅居史和外来人员接触史。

（2）发热患者一律到发热门诊就诊。严格落实预检分诊制度，所有发热患者（除急诊危重症外）均由专人按指定路线引导至发热门诊就诊。严格做好发热患者的分诊分流和风险管控。就诊患者应全程佩戴口罩，严格落实“1m线”间隔要求。

（3）发热门诊患者一律进行核酸检测。第一时间对发热门诊患者进行病毒核酸检测标本采集，在规定时间内送检。

（4）发热门诊患者一律留观。发热患者在核酸检测报告结果出具前一律不得擅自离开。提高工作效率，有效缩短患者在发热门诊停留的时间，在4~6h内报告结果。

（5）发热门诊患者一律全封闭管理。原则上挂号、就诊、交

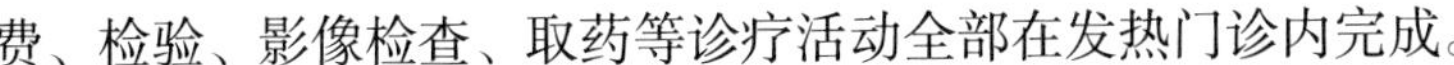

费、检验、影像检查、取药等诊疗活动全部在发热门诊内完成。

（6）急诊发热患者一律隔离治疗。对因其他严重症状就诊并伴有发热的急诊患者，要指导患者及陪人采取防护措施，对其治疗区域进行隔断，与其他患者进行物理隔离。

（7）就医取药人员一律纳入登记管理。

三、常态化疫情防控正确使用个人防护用品（表12-1）

表12-1　医务人员防护用品选用原则

区域（人员）		个人防护用品类别							
		医用外科口罩	医用防护口罩	工作帽	手套	隔离衣	防护服	护目镜/防护面屏	鞋套/靴套
医院入口		+	−	±	−	−	−	−	−
预检分诊		+	−	±	±	±	−	−	−
引导患者去发热门诊人员		+	−	±	±	±	−	−	−
常规筛查核酸检测标本采样人员		−	+	+	+	+	−	+	−
有流行病学史或疑似患者核酸检测标本采样人员		−	+	+	+	±	±	+	±
门急诊窗口（非侵入性操作）		+	−	±	−	−	−	−	−
门急诊窗口（侵入性操作，如采血）		+	−	+	+	±	−	±	−
门诊	患者佩戴口罩	+	−	−	−	−	−	−	−
	患者需摘除口罩或有血液体液暴露	+	±	+	+	±	−	±	±
病区*	普通病区	+	−	±	±	±	−	−	±
	过渡病区（室）	+	±	+	+	±	±	±	±
	确诊病例定点收治隔离病区	−	+	+	+	−	+	+	+

续表

区域（人员）		个人防护用品类别							
		医用外科口罩	医用防护口罩	工作帽	手套	隔离衣	防护服	护目镜/防护面屏	鞋套/靴套
手术室	常规手术	+	–	+	+	–	–	±	±
	急诊、疑似患者或确诊患者手术	–	+	+	+	–	+	+	+
发热门诊	诊室	–	+	+	+	±	±	±	+
	检查	–	+	+	+	±	±	±	+
	留观病室	–	+	+	+	–	+	±	+
PCR实验室		–	+	+	+	±	±	+	±
肺炎疑似或确诊患者转运		–	+	+	+	±	±	+	±
行政部门		+	–	–	–	–	–	–	–

备注：

1.“+”指需采取的防护措施。

2.“±”指根据工作需要可采取的防护措施；隔离衣和防护服同时为“±”，应二选一。

3.医用外科口罩和医用防护口罩不同时佩戴；防护服和隔离衣不同时穿戴；防护服如已有靴套则不需另加穿。

4.餐饮配送、标本运送、医废处置等人员防护按所在区域的要求选用。

5.疑似患者或确诊患者实施气管切开、气管插管时可根据情况加用正压头套或全面防护型呼吸防护器。

6.《新型冠状病毒感染的肺炎防控中常见医用防护用品使用范围指引（试行）》（国卫办医函〔2020〕75号）废止。

*普通病房可选项取决于患者是否摘除口罩或有血液体液暴露。

四、加强清洁消毒管理

（一）医疗器械及环境物体表面消毒

新型冠状病毒肺炎常态化疫情防控医疗器械及环境物体表面消毒方法推荐，方案见表12–2。

表12-2　新型冠状病毒肺炎常态化疫情防控医疗器械及环境物体表面消毒方法推荐方案

一、诊疗用品与医疗设备清洁、消毒与灭菌方法					
范围	消毒对象	清洁	消毒与灭菌	清洁消毒频次	备注
诊疗用品	呼吸机、麻醉机的螺纹管、湿化器	1.清洗消毒机按管道清洗流程清洗； 2.流动水冲洗、干燥	1.清洗消毒机清洗消毒干燥； 2.浸泡于含有效氯500mg/L含氯消毒液中30min，清水冲洗干燥备用； 3.过氧化氢低温等离子体或环氧乙烷	一人一用一抛弃或消毒；污染时随时更换	1.呼吸机螺纹管、湿化器、送消毒供应中心集中处理； 2.一次性使用螺纹管不得重复使用； 3.湿化器加入无菌水每日更换
	氧气湿化器	流动水冲洗、干燥	浸泡于含有效氯500mg/L含氯消毒液中30min，流动水冲洗，干燥备用；送消毒供应中心集中清洗消毒	1.一人一用一抛弃或消毒； 2.湿化液每天更换； 3.使用中湿化瓶每周更换1次，消毒后密闭保存	1.干燥保存； 2.湿化水应为无菌用水

续表

一、诊疗用品与医疗设备清洁、消毒与灭菌方法

范围	消毒对象	清洁	消毒与灭菌	清洁消毒频次	备注
诊疗用品	雾化吸入器及配套耗材（喷雾器、面罩或口含嘴、水槽、螺纹管）	清水湿式擦拭	配套耗材含有效氯500mg/L含氯消毒液消毒，作用时间30min流动水冲洗，干燥备用	一人一用一消毒	一次性面罩或口含嘴不得重复使用
	简易呼吸器	流动水冲洗、干燥	1.含有效氯500mg/L含氯消毒液擦拭消毒，作用时间30min； 2. 使用流动纯化水漂洗干净后使用无菌巾擦干	一人一用一消毒	1.清洗时可拆卸部分充分拆卸； 2.浸泡消毒前将面罩内气体抽出，以免不能完全浸没于液面下
	开口器、舌钳	流动水冲洗、干燥	送消毒供应中心压力蒸汽灭菌	一人一用一灭菌	
	接触皮肤B超探头	柔软纸巾擦拭	一次性消毒湿巾	一人一用一消毒	按厂家说明书要求
	阴式B超探头	柔软纸巾擦拭	一次性消毒湿巾	一人一用一消毒	按厂家说明书要求
	体温表	流动水清洗、擦干	浸泡于含有效氯500mg/L含氯消毒液中30min或75%的乙醇擦拭，清水冲净擦干备用	一人一用一消毒	1.体温表专人专用，用后清洁干燥保存； 2.消毒液现用现配，24h更换，每日监测消毒液浓度并记录

续表

一、诊疗用品与医疗设备清洁、消毒与灭菌方法					
范围	消毒对象	清洁	消毒与灭菌	清洁消毒频次	备注
诊疗用品	吸引器、吸引瓶	流动水冲洗、干燥	浸泡于含有效氯500mg/L含氯消毒液中30min，流动水冲净，干燥备用	1次/日	一用一消毒，不用时干燥保存
	血压计袖带、听诊器、叩诊锤	袖带清洗、干燥	1.血压计、听诊器用75%乙醇或含有效氯500mg/L含氯消毒剂擦拭； 2.血压计袖带可浸泡于含有效氯500mg/L含氯消毒液中30min，清洗干燥备用	1.血压计、袖带、听诊器每周清洁消毒1次； 2.有污染时消毒剂浸泡消毒处理	1.日常保持清洁； 2.多人共用时每次使用前擦拭消毒； 3.多重耐药菌、传染病患者专人专用
	止血带	流动水冲洗、干燥	有效氯500mg/L含氯消毒液中浸泡30min，清洗干燥备用	1.一人一用一清洁； 2.有污染时消毒	多重耐药菌、传染病患者专人专用
	重复使用器械、器具（治疗碗、剪刀、拆钉器等）	流动水冲洗干净	压力蒸汽灭菌或低温灭菌		科室预处理后送消毒供应中心集中处理
医疗设备	呼吸机、监护仪、输液泵、注射泵、雾化器等设备表面	湿式擦拭	1.一次性消毒湿巾； 2. 75%乙醇	1次/日	感染高风险部门*每班次擦拭1次

续表

一、诊疗用品与医疗设备清洁、消毒与灭菌方法					
范围	消毒对象	清洁	消毒与灭菌	清洁消毒频次	备注
医疗设备	除颤仪 心电图仪 B超诊断仪	湿式擦拭	1. 一次性消毒湿巾； 2. 75% 乙醇	直接接触患者部分使用完应立即清洁消毒，其余部分每日擦拭2次	按厂家说明书要求
	核磁共振仪器 CT设备 DR设备	湿式擦拭	1. 一次性消毒湿巾； 2. 75% 乙醇	2次/日	按厂家说明书要求
	耳温仪	保持清洁	耳温仪外表75%乙醇擦拭	耳温套专人专用	
	输液架	清水湿式擦拭	含有效氯500mg/L含氯消毒液擦拭	每日至少1次，有污染时及时消毒	

二、环境物体表面清洁与消毒方法					
范围	消毒对象	日常清洁	消毒	清洁消毒频次	备注
环境物表	床单元（床、床头柜、椅子等）	日常清水加医用清洁剂清洁	1. 一次性消毒湿巾； 2. 含有效氯500mg/L含氯消毒液擦拭消毒	1. 每日清洁1次； 2. 污染时随时清洁消毒	感染高风险部门*每班次清洁消毒

续表

二、环境物体表面清洁与消毒方法					
范围	消毒对象	日常清洁	消毒	清洁消毒频次	备注
环境物表	设备带、呼叫器按钮	湿式清洁	1.一次性消毒湿巾； 2.含有效氯500mg/L含氯消毒液擦拭消毒	1. 1次/日清洁； 2.终末消毒	
	电脑、电话、键盘	湿式清洁	1.一次性消毒湿巾； 2.屏障保护膜	1次/日	感染高风险部门*每班次擦拭一次
	病历夹、病历车	清水或一次性消毒湿巾清洁	1.一次性消毒湿巾； 2.用含有效氯500mg/L含氯消毒液擦拭	1.保持清洁； 2.污染时随时消毒擦拭	
	共用洁具（水龙头、水池、坐便器）	清水或加清洁剂湿式清洁	含有效氯500mg/L含氯消毒液擦拭	1. 1次/日； 2.污染时随时擦拭消毒。	
	公共诊疗区域物体表面（电梯按钮、电梯扶手、门、桌、椅子、门把手、电源开关等）	清水或加清洁剂湿式清洁	1.一次性消毒湿巾； 2. 75%乙醇； 3.含有效氯500mg/L含氯消毒液擦拭	1.≥2次/日； 2.污染时随时消毒擦拭	感染高风险部门*每班次擦拭一次（每日≥3次）

续表

二、环境物体表面清洁与消毒方法					
范围	消毒对象	日常清洁	消毒	清洁消毒频次	备注
环境物表	床单、被套、枕套	可集中送洗衣房清洗、消毒	首选热洗涤方法	1.住院患者、急诊室患者应一人一套一更换； 2.污染时应及时更换，清洁、消毒	感染病患者的病员服、被单等放橘红色污物袋或可溶性污物袋或可做好标识，送洗衣房单独清洗
	被芯、枕芯、床褥垫	可集中送洗衣房清洗、消毒，否则按医疗废物处理	床单元消毒器消毒30min或参照使用说明	有污染随时更换清洗	定期更换
	地面	1.湿式清扫； 2.清水或加清洁剂湿式清洁	含有效氯500mg/L含氯消毒液擦拭	1.≥2次/日； 2.污染时随时消毒	1.擦拭地面地巾不同病室及区域之间应更换，用后清洗消毒，干燥保存； 2.清洁剂/消毒剂使用严禁“二次浸泡”（指将使用后已污染的清洁用具再次浸泡）

续表

二、环境物体表面清洁与消毒方法

范围	消毒对象	日常清洁	消毒	清洁消毒频次	备注
环境物表	空气	1.开窗通风； 2.自然通风不良时，使用空气消毒机	动态空气消毒器消毒30min或参照使用说明	1.自然通风：每日开窗通风≥2次，≥30min/次； 2.空气消毒机：每日≥2次，≥30min/次，或参照机器使用说明	有人情况下不能使用紫外线灯辐照消毒或化学消毒
	1.空调净化设备、出、回风口 2.空调通风系统风口	湿式清洁		1.出、回风口1次/周； 2.空调系统风口1次/月	1.定期清洗过滤网； 2.定期更换过滤器
	便器	流动水冲洗、干燥	1.浸泡含有效氯500mg/L含氯消毒液中30min，流动水冲洗，干燥备用； 2.便器清洗消毒器处理	1.专人专用； 2.非专人专用的便器一用一消毒	
复用清洁用具	布巾	流动水清洗	1.含有效氯250~500mg/L含氯消毒液中浸泡30min，清水冲洗，干燥备用； 2.采取机械清洗、热力消毒、机械干燥、装箱备用	1.一床一巾 2.不同患者之间和洁污区域之间应更换； 3.擦拭两个不同物体表面或布巾变脏时应更换	1.清洁剂/消毒剂使用严禁“二次浸泡”； 2.布巾擦拭时按照“S”形走势、八面法，勿重复擦拭已清洁区域

续表

二、环境物体表面清洁与消毒方法					
范围	消毒对象	日常清洁	消毒	清洁消毒频次	备注
复用清洁用具	地巾（拖把头）	流动水清洗	1.含有效氯500mg/L含氯消毒液中浸泡30min，清水冲洗，干燥备用； 2.采取机械清洗、热力消毒、机械干燥、装箱备用	每个房间1个拖把头	清洁剂/消毒剂使用严禁“二次浸泡”

备注：

1.表格中所列举消毒剂种类仅为推荐，所有符合消毒效果要求的有效消毒剂均可选用，具体可参阅《消毒剂使用指南》（国卫办监督函〔2020〕147号）。

2.感染高风险部门包括但不限于感染科门诊（包括发热门诊、留观病房）、感染科病区、急诊、各类重症监护病区（ICU）、手术室、烧伤病房、血液透析中心、器官（干细胞）移植病房、内镜中心等。

3.环境物体表面的清洁消毒首选消毒湿巾或经消毒液规范浸泡后的抹布擦拭，不宜采取喷洒消毒方式。

4.接诊、收治新型冠状病毒肺炎疑似患者或确诊患者的诊疗区域，其环境物体表面的清洁消毒处理应合理增加消毒剂浓度和消毒频次。如使用含氯消毒剂，消毒剂浓度应调整为1000mg/L。

5.接诊、收治新型冠状病毒肺炎疑似患者或确诊患者时使用的可重复使用器械，用后立即使用有消毒杀菌作用的医用清洗剂或1000mg/L含氯消毒剂浸泡30min，然后再规范清洗消毒或灭菌。灭菌首选压力蒸汽灭菌，不耐热物品可选择化学消毒剂或低温灭菌设备进行消毒或灭菌。

6.如使用化学消毒剂对空气进行终末消毒，宜采用1%~3%的过氧化氢等超低容量雾化消毒。

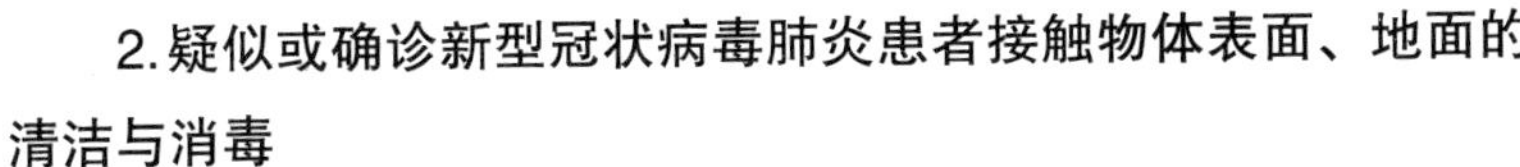

2.疑似或确诊新型冠状病毒肺炎患者接触物体表面、地面的清洁与消毒

（1）发现疑似或确诊新型冠状病毒肺炎患者时，在患者离开该环境后，应对患者所处周围环境的物体表面、地面进行清洁与消毒，消毒可选用1000mg/L含氯消毒液至少作用30min。如为留观病房则每日消毒不得少于2次。

（2）有可见污染物时，应先使用一次性吸水材料清除污染物，再用1000mg/L的含氯消毒液进行擦拭消毒，作用30min；或使用具有吸附消毒一次性完成的消毒物品。

（3）保持环境清洁、整齐。

3.疑似或确诊新型冠状病毒肺炎患者诊疗器械、器具和物品的清洗与消毒

（1）手术室可复用诊疗器械、器具和物品，使用后去除可见污染物后立即采用双层专用袋逐层密闭包装，做好标识，消毒供应中心集中密闭回收进行处理；消毒供应中心可实行先消毒，再处理。

（2）病区、介入室、产房等使用后立即使用1000mg/L含氯消毒剂浸泡30min，采用双层专用袋逐层密闭包装，做好标记，消毒供应中心集中密闭回收集中进行处理。

（3）灭菌首选压力蒸汽灭菌，不耐热物品可选择化学消毒剂或低温灭菌设备进行消毒或灭菌。

（4）建议使用一次性餐（饮）具，如非一次性餐具，清除食物残渣后，煮沸消毒30min，也可用有效氯为500mg/L含氯消毒液浸泡30min后，再用清水洗净。

4.医用织物的清洁与消毒

（1）应保持清洁卫生。

（2）宜使用可水洗的医用织物、可擦拭的床垫。

（3）住院患者、急诊室患者应一人一套一更换，衣服、床单、被套、枕套至少每周更换1次；遇污染时应及时更换；更换后的医用织物应及时清洁、消毒；枕芯、被褥、床垫应定期清洁、消毒，被血液、体液污染时应及时更换，清洁、消毒。

（4）门诊诊间、治疗间的床单至少每天更换，如就诊人数较多，半天更换，有污染随时更换；如可能接触患者黏膜（如妇科检查等）的，应一人一换，或使用隔离单（如一次性中单等）。

（5）医务人员工作服应保持清洁，定时更换，如遇污染应随时更换；专用工作服专区专用，至少每日更换，遇污染应随时更换。

（6）宜使用具有防水阻菌阻尘功能的床上用品，可采用擦拭清洁与消毒。

（7）使用部门应备有足够的被服收集袋（桶），分别收集感染性织物、脏污织物及医务人员的工作服、被服；织物收集袋（桶）应保持密闭。

（8）有明显血液、体液、排泄物等污染的被服，多重耐药菌或感染性疾病患者使用后的被服视为感染性织物，由产生的部门负责放置在专用袋中并有警示标识，洗衣部门需分开单独清洗消毒。

（9）明显污染且无法清洗的织物可按医疗废物处理。

（10）被服的收集运送车与干净被服发放车应分车使用，并有明显标志，收取和发放车辆应专用，并应密闭运送防止二次污染。

（11）应分别设有相对独立的使用后医用织物接收区域和清洁织物储存发放区域，标志应明确，避免交叉污染。

5. 疑似或确诊新型冠状病毒肺炎患者接触织物的清洁与消毒

（1）宜使用可水洗的医用织物，可擦拭的床垫。

（2）当发现有疑似或确诊新型冠状病毒肺炎患者，使用后的床单、被套等立即装入用双层专用袋鹅颈结式包扎，并贴有警示标识，密闭转运集中进行消毒、清洗；可用流通蒸汽或煮沸消毒30min；或先用500mg/L的含氯消毒液浸泡30min，然后按常规清洗；或采用水溶性包装袋盛装后直接投入洗衣机中，同时进行洗涤消毒30min，并保持500mg/L的有效氯含量；贵重衣物可选用环氧乙烷方法进行消毒处理。

（3）一次性床单等，使用后当作医疗废物处理。

（4）洗衣房宜单独区域进行消毒与清洗，环境通风，定期消毒。

（5）明显污染且无法清洗的织物可按医疗废物处理。

6.室内空气清洁与消毒

（1）可选择自然通风或机械通风进行有效空气交换，每日通风2~3次，每次不少于30min；宜选择在中央空调通风系统中安装空气净化消毒装置，或在回风系统中安装空气净化消毒装置；室内也可配置人机共存的空气净化消毒机；有人情况下不能使用紫外线灯辐照消毒和化学消毒。

（2）负压隔离病房，在保证有效换气次数的前提下，不必额外增加空气消毒措施。患者出院或转科后，在对腾空的负压病房做好环境物体表面终末清洁与消毒的基础上，如有洁净系统可连续开启通风机组自净1h后使用；如无洁净系统，可使用过氧化氢汽（气）化/雾化等空气消毒设备进行空气消毒。

（3）化学消毒剂汽（气）化/雾化消毒应在无人情况下使用，可选择过氧化氢、二氧化氯等消毒剂，使用浓度和作用时间，按产品的使用说明进行。

（4）中央空调系统的日常管理应按《医院中央空调系统运行管理》要求，总务处负责进行管理，确保安全有效使用。

7.疑似或确诊新型冠状病毒肺炎患者所处室内空气的清洁与消毒

（1）当发现有疑似或确诊新型冠状病毒肺炎患者时立即与总务处联系决定是否关闭集中通风；在患者离开该环境后，应对患者所处室内环境进行通风与清洁消毒，集中通风系统由总务处进行严格的终末消毒。

（2）疑似或留观患者应单间隔离，并通风良好，可采取排风（包括自然通风和机械排风），也可采用人机共存的空气消毒机进行空气消毒。无人条件下可用紫外线等对空气进行消毒，用紫外线消毒时，可适当延长照射时间到1h以上。

（3）有条件的医疗机构可将患者安置到负压隔离病房。

（4）终末消毒，可使用过氧化氢汽（气）化/雾化等空气消毒设备进行空气消毒。

（五）医疗废物管理

1.感染防控要点

（1）收集：医疗废物应分类收集（五类），禁止混入生活垃圾袋（黑色垃圾袋）中；医疗废物桶应加盖并有明显标识；锐器及时置于锐器盒中，避免扎伤。

（2）感染性隔离患者使用后的医疗废物须采用双层黄色医疗废物袋，分层封扎，做好标识，生活垃圾按照医疗废物处理。

（3）治疗室外使用后产生的医疗废物严禁入治疗室存放。

（4）医疗废物袋装量达3/4时应扎紧袋口后放入医用废物暂存容器（转运箱）中，锐器盒装量达3/4时封口，转运时放入转运箱中，转运箱应加盖后扣紧环扣。存放医疗废物的容器应防渗，医疗废物袋外表面粘贴医疗废物标志（感染性、损伤性、病理性、药物性、化学性），根据废物类型进行选择。

（5）医疗废物存放时间不超过48h，集中回收后移交有资质的医疗废物集中处置单位。

（6）病原体的培养基、标本和菌种、毒种保存液等高危险废物，应当在产生地点进行压力蒸汽灭菌或化学消毒处理，然后按照感染性废物收集处理。

（7）医疗废物由医院专人、定时、定线、使用密封容器进行收集、运送，不污染环境。收集人员应做好必要的防护，如工作衣、手套等。每天运送结束后，应对运送工具进行清洁和消毒。

（8）医疗废物收集人员负责各科室产生的废物收集，并与产生科室人员交接双签名。

（9）暂存要求：医院集中存放医疗废物的房间必须上锁（或门禁），避免流失，并粘贴明显的警示标识和禁止吸烟饮食的标识，有防漏、防鼠、防蚊蝇、防蟑螂、防盗、防儿童接触等安全措施，有上下水、洗手等设施。每天对环境进行清洁与消毒，有污染时立即消毒，运送车辆每天清洁消毒。

2.疑似或确诊新型冠状病毒肺炎患者医疗废物的管理

（1）患者产生的生活垃圾与医疗废物均作为医疗废物处理。

（2）医疗废物收集桶应为脚踏式并带盖。

（3）医疗废物达到包装袋或利器盒的3/4时，应当有效封口，确保封口严密。使用双层包装袋盛装医疗废物，采用鹅颈结式封口，分层封扎。

（4）盛装医疗废物的包装袋和利器盒的外表面被感染性废物污染时，应当增加一层包装袋。

（5）潜在污染区和污染区产生的医疗废物，在离开污染区前应当对包装袋表面采用1000mg/L的含氯消毒液喷洒消毒（注意喷洒均匀）或在其外面加套一层医疗废物包装袋；清洁区产生的医疗废物按照常规的医疗废物处置。

（6）含病原体的标本和相关保存液等高危险废物的医疗废物，应当在产生地点进行压力蒸汽灭菌或化学消毒处理，然后按照感染性废物收集处理。

（7）每天运送结束后，对运送工具进行清洁和消毒，可使用1000mg/L含氯消毒液擦拭消毒；运送工具被感染性医疗废物污染时，应当及时消毒处理。

（8）医疗废物宜在医疗机构集中暂存于相对独立区域，尽快交由医疗废物处置单位进行处置，做好交接登记。

（六）呼吸道暴露处置

1.常见呼吸道暴露

缺乏呼吸道防护措施、呼吸道防护措施破坏时（如口罩脱落），使用无效呼吸道防护措施（如使用不符合规范要求的口罩）与新型冠状病毒肺炎患者或无症状感染者密切接触，新型冠状病毒环境污染的手接触口鼻或眼结膜等。

2.呼吸道暴露后的处置措施

（1）医务人员发生呼吸道职业暴露时，应即刻采取措施保护呼吸道（用规范实施手卫生后的手捂住口罩或紧急外加一层口罩等），按规定流程撤离污染区。

（2）紧急通过脱卸区，按照规范要求脱卸防护用品。

（3）根据情况可用清水、0.1%过氧化氢溶液、碘伏等清洁消毒口腔或/和鼻腔，佩戴医用外科口罩后离开。

（4）及时报告当事科室的主任、护士长和医疗机构的主管部门。

（5）应尽快组织专家对其进行风险评估，包括确认是否需要隔离医学观察、预防用药、心理疏导等。

（6）高风险暴露者按密接人员管理，隔离医学观察14天。

（7）及时填写新型冠状病毒肺炎医护人员职业暴露记录表，尤其是暴露原因，认真总结分析，预防类似事件的发生。

（七）血液体液暴露时的紧急处置

发生血液、体液喷溅污染皮肤时，即刻至潜在污染区用清水彻底清洗干净，用75%乙醇或碘伏擦拭消毒，再用清水清洗干净。护目镜或防护面屏或口罩被污染时，即刻至潜在污染区及时更换；污染眼部时，即刻至潜在污染区用清水彻底清洗干净。防护服、隔离衣、手套等被污染时，及时至缓冲间更换。黏膜暴露时应用大量生理盐水冲洗或0.05%碘伏冲洗消毒。

发生针刺伤时，先就近脱去手套，从近心端向远心端轻柔挤压受伤手指，挤出受伤部位血液，流动水冲洗，75%乙醇或碘伏消毒刺伤部位，戴清洁手套，然后按血液体液暴露常规处理。

（八）人员排查、预检分诊的新型冠状病毒肺炎院感防控要求

新型冠状病毒肺炎疫情期间，所有进入医院的患者，探视、陪护及其他人员，应测体温，全程戴一次性医用口罩或医用外科口罩（避免使用带有呼气阀的口罩），查看健康码及行程码，询问流行病学史，发热者登记身份证个人信息。严格按照我院预检分诊流程落实，体温≥37.3℃或有呼吸道症状的患者专人按照指定线路引导致发热门诊就诊。门急诊大厅执行一次预检，呼吸内科、儿科门诊等各分诊台进行二次预检分诊，首诊医生三次预检。

预检分诊点一般设立在门急诊醒目位置，标识清楚，相对独立，通风良好，具有消毒隔离条件。

预检分诊点要备有发热患者用的口罩、体温计（非接触式）、手卫生设施、医疗废物桶、疑似患者基本情况登记表等。

承担预检分诊工作的医务人员穿工作服，戴一次性工作帽和

医用防护口罩/医用外科口罩，每次接触患者前、后立即进行手卫生。做好环境及物表清洁消毒工作，作好记录。

应配备有经验的分诊人员，对进入门急诊的人员测量体温、询问是否有咳嗽、咽痛或胸闷、腹泻等症状，发现可疑患者，登记患者信息，指引患者及陪同人员正确佩戴口罩，注意咳嗽礼仪，由工作人员送至发热门诊就诊。

预检分诊点实行24h值班制（晚间设在急诊及儿科急诊，有醒目标识）。

第十三章 ICU 多重耐药菌的防控

多重耐药菌（multi-drug resistant organism，MDRO）是指对临床使用的三类或三类以上抗菌药物同时呈现耐药的细菌。多重耐药菌的传播严重威胁人类健康，目前耐药问题日益加剧，给医疗卫生造成极大负担。ICU 患者病情危重，具有高龄、基础疾病严重、免疫功能低下等特点，在治疗过程中存在侵入性操作多、联合应用多种抗生素、具有多重耐药菌感染的高危因素，因此ICU是院内多重耐药菌感染的聚集地。据全国细菌耐药监测网的数据调查研究显示，患者离开ICU时MDRO的携带率为51.2%，其中23.7%的患者在ICU住院期间获得。常见耐药菌以革兰阴性菌为主，包括鲍曼不动杆菌、铜绿假单胞菌、肠杆菌科细菌等，大部分菌株都可快速出现耐药及多重耐药现象。在这种流行病学背景下，预防多重耐药菌感染显得尤为重要，需采取有效措施以防控ICU 多重耐药菌的医院感染。

第一节 ICU常见的多重耐药菌

一、鲍曼不动杆菌

鲍曼不动杆菌是一种非发酵的革兰阴性杆菌，广泛存在于自然界，包括人类、动物、食物和各种自然环境。鲍曼不动杆菌可以在生物和非生物表面（如导管或呼吸器）定植并形成生物膜，对消毒剂和抗生素有一定的耐受性，因此这种病原菌在医疗机构广泛流行。鲍曼不动杆菌可引起医院获得性肺炎、血流感染、腹腔感染、中枢神经系统感染、泌尿系统感染、皮肤软组织感染等。不动杆菌对抗菌药物的耐药率高，尤其突出表现为对碳青霉烯类抗菌药物耐药性显著上升，2005年对亚胺培南的耐药率为31%，2012年上升至56.6%。对头孢哌酮/舒巴坦、阿米卡星、左氧氟沙星和米诺环素也有很高的耐药率。2021年CHINET数据显示，不动杆菌属对亚胺培南和美罗培南的耐药率分别为65.6%和66.5%，对头孢哌酮/舒巴坦的耐药率为48.8%，对多黏菌素B、黏菌素和替加环素的耐药率较低（0.7%~2.5%），对其他测试药的耐药率均近50%或以上。

（一）耐药机制

鲍曼不动杆菌的耐药基因可以质粒等可移动基因元件为桥梁传播，从而创建抗生素耐药基因库，具有很高的遗传可塑性。鲍曼不动杆菌对几乎所有抗生素都可以产生耐药性，其耐药机制主要包括β-内酰胺酶的产生、主动外排泵的高效表达、外膜蛋白调控的细胞膜通透性改变、细菌靶向基因改变以及生物膜的形成等。

1. 产生β-内酰胺酶

β-内酰胺酶是指细菌产生的能水解β-内酰胺类抗菌药物的灭活酶，可分为A、B、C和D类。

（1）A类：包括青霉素酶、广谱β-内酰胺酶、超广谱β-内酰胺酶（extended spectrum β-lactamases，ESBLs）、羧苄西林水解酶、头孢菌素酶等。鲍曼不动杆菌主要产生ESBLs，ESBLs主要水解氧亚胺基头孢菌素以及氨曲南等单环β-内酰胺类抗生素，可被β-内酰胺酶抑制剂所抑制。

（2）B类：酶活性位点为二价金属阳离子（主要是锌离子），可水解碳青霉烯类和其他所有β-内酰胺类抗菌药物，不被克拉维酸抑制。

（3）C类：即AmpC酶，其代表酶为不动杆菌来源的头孢菌素酶（acinetobacter-derived cephalosporitinases，ADCs）。ADCs过度表达可导致对头孢菌素耐药。AmpC酶主要水解青霉素类、1~3代头孢菌素、头霉素类抗生素，不被克拉维酸抑制。

（4）D类：苯唑西林酶，具有活性丝氨酸位点，能水解碳青霉烯类药物。

2. 外排泵耐药机制

主动外排泵的高效表达是鲍曼不动杆菌多重耐药的重要机制。抗生素的疗效取决于其在细胞内的浓度，然而主动外排泵可以依赖质子动力势能将细菌中的抗生素排出细胞膜外，从而使这些抗生素在细胞内无法维持最佳浓度，达不到灭菌效果。细菌中广泛存在的质粒、整合子、插入序列、共同区等基因转移元件为编码外排泵的基因提供了媒介，使其在细菌中水平传播，因此细菌可以不断产生新的外排泵基因型。

3. 外膜蛋白耐药机制

外膜蛋白（outer membrane protein，Omp）又称外膜孔蛋白，是存在于革兰阴性菌外膜脂质双层结构上的一种特殊的通道蛋白。抗生素通过外膜蛋白与细菌内膜上的青霉素结合蛋白（penicillin-binding protein，PBPs）结合，从而破坏细胞壁的合成达到杀菌作用。当外膜蛋白发生缺陷、外膜蛋白表达水平下降时，抗生素不能通过外膜蛋白这一通道与PBPs相结合或结合力下降，从而不能破坏细菌细胞壁，导致细菌耐药。OmpA是一种毒力蛋白，为鲍曼不动杆菌主要的非特异性通道，鲍曼不动杆菌对亚胺培南/美罗培南耐药与丢失OmpA有关。

4.细菌作用靶点机制

经过修饰或靶位基因突变后，药物与靶位相互作用的亲和力会下降，从而发生耐药。比如，DNA促旋酶是氟喹诺酮类药物作用于鲍曼不动杆菌的重要的靶点，由A、B两种亚基组成，当A亚基发生突变时，其与氟喹诺酮类药物之间的亲和力就会降低，因此导致耐药。青霉素结合蛋白结构功能改变及表达不足也会导致亲和力降低而产生耐药。

（二）感染病原学诊断

鲍曼不动杆菌是条件致病菌，广泛分布于医院环境，易在患者皮肤、结膜、口腔、呼吸道、胃肠道及泌尿生殖道等部位定植。采集血液、脑脊液等体液标本时，应进行严格的皮肤消毒，避免污染。尽量提高痰标本质量，痰标本接种前应进行革兰染色镜检，判断痰标本是否合格，同时注意有无白细胞吞噬或伴行现象及细菌的染色和形态。

目前，临床微生物实验室采用传统的生化试验和自动化细菌鉴定系统鉴定不动杆菌。由于鲍曼不动杆菌、醋酸钙不动杆菌的不动杆菌基因型3和不动杆菌基因型13TU生化表型十分接近，很难区分，通常都鉴定并报告为醋酸钙不动杆菌-鲍曼不动杆菌复合体，部分医院则直接报告为鲍曼不动杆菌。因此，目前临床报告的鲍曼不动杆菌实际为“鲍曼不动杆菌群”。“鲍曼不动杆菌群”的4种菌种致病力、耐药性相近，临床诊断和治疗相似。根据美国临床标准化委员会规定，不动杆菌属菌种抗菌药物敏感试验可采用K-B纸片扩散法或MIC法。对于泛耐药鲍曼不动杆菌（XDRAB）或全耐药鲍曼不动杆菌（PDRAB）菌株建议采用MIC法测定药物敏感性，给临床提供更有价值的用药参考。对于XDRAB或PDRAB感染，推荐根据临床需要进行联合药敏试验，如琼脂棋盘稀释法可精确判断两药是否有协同、相加或拮抗作用，但该方法较为烦琐。也可采用K–B法，将待测药敏纸片放置相邻、距离合适的位置，次日观察两个纸片间抑菌圈是否有扩大。或用Etest法，把Etest条在合适的位置交叉叠放，可粗略观察药物间是否有协同作用。联合药敏方案主要选择以含舒巴坦的合剂或多黏菌素E为基础的联合治疗。

（三）治疗

治疗应综合考虑感染病原菌的敏感性、感染部位及严重程度、患者病理生理状况和抗菌药物的作用特点。主要原则如下。

（1）根据药敏试验结果选用抗菌药物：鲍曼不动杆菌对多数抗菌药物耐药率达50%或以上，经验选用抗菌药物困难，故应尽量根据药敏结果选用敏感药物。

（2）联合用药，特别是对于XDRAB或PDRAB感染常需联合用药。

（3）通常需用较大剂量。

（4）疗程常需较长。

（5）根据不同感染部位选择组织浓度高的药物，并根据PK/PD理论制定合适的给药方案。

（6）肝、肾功能异常者、老年人的抗菌药物剂量应根据血清肌酐清除率及肝功能情况进行适当调整。

（7）混合感染比例高，常需结合临床覆盖其他感染菌。

（8）常需结合临床给予支持治疗和良好的护理。对于MDRAB感染，根据药敏选用头孢哌酮/舒巴坦、氨苄西林/舒巴坦或碳青霉烯类抗生素，可联合应用氨基糖苷类抗生素或氟喹诺酮类抗菌药物等。

1. XDRAB感染

常采用两药联合，甚至三药联合方案。两药联合用药方案：①以舒巴坦或含舒巴坦的复合制剂为基础，联合米诺环素（或多西环素）或多黏菌素E或氨基糖苷类抗生素或碳青霉烯类抗生素；②以多黏菌素E为基础，联合含舒巴坦的复合制剂（或舒巴坦）或碳青霉烯类抗生素；③以替加环素为基础，联合含舒巴坦的复合制剂（或舒巴坦）或碳青霉烯类抗生素或多黏菌素E或喹诺酮类抗菌药物或氨基糖苷类抗生素。

2. PDRAB感染

常需通过联合药敏试验筛选有效的抗菌药物联合治疗方案，也可结合抗菌药物PK/PD参数要求，尝试通过增加给药剂量、增加给药次数、延长给药时间等方法设计给药方案。ICU常见的鲍曼不动杆菌感染主要是机械通气患者发生的呼吸机相关肺炎。呼吸道标本分离的鲍曼不动杆菌需要区别定植菌还是感染菌。判断鲍曼不动杆菌肺部感染，除了有细菌感染的一般表现（如发热、白细胞及/或中性分类、C-反应蛋白增高）以外，应当参考以下几点：①与肺炎相符合的临床症状、体征和影像学上出现新的或持续的或加重的肺部渗出、浸润、实变；②宿主因素，包括基础疾病、免疫状态、先期抗菌药物使用、其他与发病相关的危险因素，如机械通气时间等；③正在接受抗菌药物治疗的患者如果一度好转，复又加重，在时间上与鲍曼不动杆菌的出现相符合；④从标本采集方法、标本质量、细菌浓度（定量或半定量培养）、涂片所见等，评价阳性培养结果的临床意义；⑤2次以上痰培养显示纯鲍曼不动杆菌生长或鲍曼不动杆菌优势生长。

对于鲍曼不动杆菌HAP或VAP治疗疗程缺乏明确的规范，应重点参考临床病情的改善，而非细菌学的清除。鲍曼不动杆菌血流感染抗菌的疗程取决于感染严重程度、并发症、病原菌的耐药性。无植入物及免疫正常的单纯血流感染，若治疗反应好，则抗感染治疗至末次血培养阳性和症状体征好转后10~14天；若出现迁徙性感染等严重并发症，应延长疗程，所有血流感染患者均应排查可能的来源。导管相关性感染应尽可能拔除导管，特别是短期留置导管及分离菌株为耐药菌时。对装有起搏器或植入性除颤器、人工心脏瓣膜的患者，以及敏感抗菌药物治疗并拔除导管后仍表现为持续性菌血症和（或）发热的，应查找感染迁徙灶。

二、铜绿假单胞菌

铜绿假单胞菌（pseudomonas aeruginosa，PA）是临床常见的革兰阴性杆菌，在自然界广泛分布，可在人体皮肤表面分离到，还可污染医疗器械甚至消毒液，具有易定植、易变异和多耐药的特点，是医院感染的主要病原菌之一。PA是假单胞菌属的代表菌株，占所有假单胞菌属感染的70%以上。PA是临床上可形成生物被膜而致顽固性耐药的典型菌种之一，其生物被膜由细菌和细菌自身分泌的胞外复合物组成，生物被膜基质既可以作为结构支架，又可以作为生物被膜中细菌保护性屏障。PA的耐药性问题值得关注，特别是碳青霉烯耐药的铜绿假单胞菌（CRPA），是当前临床抗感染治疗的难题。CHINET数据显示，PA对亚胺培南和美罗培南的耐药率在2005年至2021年呈平稳下降趋势。近5年数据显示，PA对亚胺培南和美罗培南的耐药率波动于18.9%~30.7%，对多黏菌素B的耐药率较低（0.5%~1.2%），对哌拉西林/他唑巴坦、头孢哌酮/舒巴坦、庆大霉素、环丙沙星、头孢他啶、头孢吡肟和哌拉西林的耐药率＜20.0%。2021年，铜绿假单胞菌对亚胺培南和美罗培南的耐药率分别为23.0%和18.9%；对多黏菌素B、黏菌素、阿米卡星和头孢他啶/阿维巴坦的耐药率分别为0.8%、2.0%、3.5%和5.5%；对哌拉西林/他唑巴坦、头孢哌酮/

舒巴坦、庆大霉素、环丙沙星、左氧氟沙星、头孢他啶、头孢吡肟和哌拉西林的耐药率≤16%。CRPA是ICU重要的多重耐药铜绿假单胞菌，医院和社区感染的CRPA感染部位均以下呼吸道为主，ICU患者多长期卧床、高龄、病情危重、长期使用抗菌药物，且患者常因诊疗需要进行气管插管、气管切开等有创性操作，增加了肺部感染CRPA的风险。泌尿道和血流感染分别排第2位和第3位，ICU尿道插管及静脉插管的有创性使用增加了感染风险，血流感染CRPA多为继发感染，常合并其他感染部位。

（一）耐药机制

PA的耐药机制复杂，而且与其致病性相关，如果仅以PA体外药敏试验结果作为选择临床用药的依据，仍可能导致治疗失败。因此掌握PA的耐药机制，对于临床的精准抗感染治疗具有指导意义。

1.耐药表现形式

大多表现为多重耐药铜绿假单胞菌（MDRPA），少部分菌株表现为广泛耐药铜绿假单胞菌（XDRPA）或全耐药铜绿假单胞菌（PDRPA）。CRPA是指对亚胺培南、美罗培南或多利培南任何一种碳青霉烯类耐药的PA。2020年美国感染性疾病学会（IDSA）抗菌药物耐药革兰阴性菌感染治疗指南重新概念“难治”耐药性PA（DTRPA），即对哌拉西林/他唑巴坦、头孢他啶、头孢吡肟、氨曲南、美培南、亚胺培南、环丙沙星和左氧氟沙星都不敏感的PA。该概念更贴近临床治疗角度。

2.耐药机制类型

分为天然耐药、获得性耐药和适应性耐药3种，前两者可通过药敏试验发现，后者与体内耐药有关。

（1）天然耐药和获得性耐药的常见机制。包括以下4种。

①外膜通透性降低，并与外膜上的主动外排系统协同发挥作用。最典型的是D2通道缺失导致亚胺培南耐药。②主动外排系统过度表达：主要介导β内酰胺类、氟喹诺酮类和（或）氨基糖苷类耐药，形成MDR。③产生灭活酶：最常产生的β内酰胺酶是AmpC酶，介导对青霉素类和头孢菌素类耐药。部分菌株产金属酶（如IMP和VIM型），介导对碳青霉烯类耐药。④其他新耐药机制：例如*ftsK*（细胞分化相关基因）突变在PA对环丙沙星和β内酰胺类耐药中起一定的作用。PA的部分天然耐药机制需在一定外在因素（如抗菌药物选择性压力）作用下才会表达。例如几乎所有PA都存在主动外排系统，但外排系统是否表达（出现体外药敏试验的MDR），很大程度取决于所使用的抗菌药物的品种和时限。目前，基于宏基因组二代测序（metagenomic next generation sequencing，mNGS）在临床标本上测得的主动外排系统基因并不能反映真实的细菌耐药表型，临床不宜以此作为选择抗菌药物的依据。

（2）适应性耐药机制。指由于响应环境刺激而导致基因和（或）蛋白质表达的瞬时改变而增加了细菌抵抗抗菌药物攻击的能力，当去除刺激因素时适应性耐药是可逆的。此现象常规药敏试验和耐药基因检测都难以发现，但经常造成临床治疗困难。适应性耐药的激发因素很多，包括抗菌药物、杀虫剂、pH改变等，给临床带来最直接的影响是抗菌药物的体外药敏试验和临床疗效不一致。这也是适应性耐药机制的重要特征，即去除诱因后，细菌便会恢复为野生型（即抗菌药物敏感菌），从而表现出使用“敏感”的抗菌药物治疗难以清除细菌的临床特征。针对适应性耐药PA引发的感染，目前更多的是依赖对患者疾病基础、细菌体外药敏和初始针对性治疗结果的综合判断。

（二）感染病原学诊断

应严格掌握呼吸道标本的正确留取方法，不合格痰标本的培养结果不能作为诊断依据。建议采用气管吸引、保护性毛刷和BALF标本，并及时送检。对于合并胸腔积液的下呼吸道感染患者，推荐采集胸腔积液进行病原学检测。对培养到PA推荐进行规范的常规药物敏感性实验，对反复培养阳性的住院患者至少每3天进行1次药敏检测。当基于常规药敏选择抗菌药物存在困难时，推荐开展联合药敏实验，选择体外有相加或协同作用的抗菌药物进行联合治疗能改善MDRPA感染的临床有效率。除常规体外药敏实验外，可进行PA菌株耐药机制的快速检测。有条件的医院可进行碳青霉烯酶表型确证试验，主要识别丝氨酸酶或金属酶。根据典型的药敏表型进行PA耐药机制的预测同样有参考价值。鉴于耐药基因检测的局限性，不建议临床常规进行，在重症感染、重症免疫抑制宿主感染、患者有特殊接触史可能合并特殊病原体感染以及聚集性发病溯源时，为迅速明确感染病原体及耐药情况，可行病原学基因检测，同时动态监测常规细菌培养及药敏结果。

（三）治疗

经验性药物选择应参考当地细菌耐药的流行病学资料、患者既往PA定植史、感染分离菌的药敏结果，以及抗菌药物使用情况等，通常使用酶抑制剂复合制剂（哌拉西林/他唑巴坦、头孢哌酮/舒巴坦、替卡西林/克拉维酸）、头孢菌素类（头孢他啶、头孢吡肟）和碳青霉烯类（美罗培南、亚胺培南），并给予充分的剂量。青霉素过敏者可用氨曲南替代。氟喹诺酮类和氨基糖苷类可在β内酰胺类过敏或不能使用时选用或作为联合治疗用药。诊断明确的PA感染应根据药敏检测结果选择药物，对于CRPA

或DTRPA所致的肺部感染，若药敏试验显示其对头孢他啶/阿维巴坦、头孢洛扎/他唑巴坦、亚胺培南西司他丁/雷利巴坦、美罗培南/法硼巴坦等新型酶抑制剂复合制剂敏感，可作为一线选择；二线治疗可选择头孢地尔。在上述药物不可及或不能耐受的情况下，可考虑使用以多黏菌素类药物为基础的联合治疗。治疗耐药菌感染的其他可尝试的方法包括雾化吸入抗菌药物、采取联合抗菌方案或β内酰胺类药物延长静脉输注时间2~3h等治疗策略。

三、碳青霉烯耐药肠杆菌科细菌

医院感染的碳青霉烯耐药肠杆菌科细菌（carbapenem resistant Enterobacteriaceae，CRE），主要以肺炎克雷伯菌为主，其次为大肠埃希菌，ICU是发生CER感染的主要科室，CRE感染目前仍缺乏有效的治疗药物，不但给临床抗感染治疗带来了严峻挑战，更加重了患者的疾病负担，严重威胁患者生命。CRE的检出率正在逐年上升，且传播力强，已成为近十年来全球重大公共卫生问题之一。2021年全国细菌耐药监测网显示，肺炎克雷伯菌对亚胺培南的耐药率高达23.1%，中国CRE监测网数据表明，CRE的死亡率为33.5%，血流感染30天病死率为46.2%。重症监护病房患者由于病情危重、免疫功能抑制、侵入性操作多等，发生CRE感染的概率大大增加，医院感染控制和抗菌药物管理也更加困难。

（一）耐药机制

产生碳青霉烯酶是肠杆菌科细菌对碳青霉烯类耐药最主要机制，该酶可直接破坏碳青霉烯类抗菌药物。由于碳青霉烯酶基因大多位于可移动基因元件上，导致其很容易在不同肠杆菌科细菌以及其他革兰阴性杆菌间转移，在短时间内可导致大范围的流行播散。目前我国临床分离的CRE菌株主要产生KPC型碳青霉烯酶和NDM型金属β内酰胺酶。KPC属于A类酶（丝氨酸碳青霉烯酶），是全球肠杆菌科细菌，尤其肺炎克雷伯菌中流行最广泛的碳青霉烯酶，以KPC2、KPC3常见。我国碳青霉烯耐药肺炎克雷伯菌中KPC2比例超过70%，KPC2、KPC3的活性能被阿维巴坦、法硼巴坦、雷利巴坦等新的β内酰胺酶抑制剂灭活或抑制。NDM是肠杆菌科细菌中最常见的金属酶，主要见于大肠埃希菌、阴沟肠杆菌。我国碳青霉烯耐药大肠埃希菌中产NDM比例超过70%，以NDM1/5为主。金属酶不水解氨曲南，药敏结果氨曲南敏感，其他β内酰胺类抗生素大多耐药，往往提示产金属酶，其活性不能被阿维巴坦、法硼巴坦、雷利巴坦灭活或抑制。其他的碳青霉烯酶尚有SME、IMI、NMC和GES等A类碳青霉烯酶，VIM、IMP、SPM和GIM型金属β内酰胺酶等B类碳青霉烯酶，以及OXA型碳青霉烯酶（如OXA-48、OXA-181和OXA-232型）等。

某些肠杆菌科细菌可通过非产碳青霉烯酶机制，如AmpC和/或ESBLs合并膜孔蛋白突变，以及青霉素结合蛋白靶位结构改变等导致其对碳青霉烯类抗菌药物耐药。

（二）碳青霉烯酶的检测

实验室检测碳青霉烯酶的方法众多。主要包括改良Hodge试验、Carba NP试验、改良碳青霉烯灭活试验（modified carbapenem inactivation method，mCIM）、酶抑制剂增强试验、免疫金标试验以及分子生物学方法等。实验室开展碳青霉烯酶检测的主要目的是流行病学研究或医院感染控制。合理选择抗菌药物，如阿维巴坦，可以抑制KPC酶和OXA48酶活性，而不能抑制NDM酶活性。制订合适的联合治疗方案，如根据金属酶不水解氨曲南的特点，对产金属酶的CRE感染可以使用氨曲南/阿维巴坦等酶抑制剂复方制剂。

（三）治疗

CRE感染的抗菌治疗原则有以下几点。

（1）临床无菌标本分离到CRE，多为致病菌，病死率高，应及时给予有效的抗菌治疗，如为血流感染，应尽力寻找、积极处理传染源。如为非无菌体液分离到CRE需区分定植还是感染。

（2）抗感染治疗包括单药治疗和联合治疗。由于CRE有效治疗药物有限，应尽可能根据药敏结果结合感染部位选择抗菌治疗方案。单药治疗可根据感染部位抗菌药物浓度、抗菌药物特点及MIC值选择敏感抗菌药物。但CRE感染常需联合使用抗菌药物，尤其是血流感染（目前除头孢他啶/阿维巴坦敏感的可以单药治疗）、中枢神经系统感染和同时存在多部位感染的患者。

（3）根据PK/PD原理设定给药方案，如增加给药剂量、延长某些抗菌药物的滴注时间等。

（4）肝肾功能异常者、老年人，抗菌药物的剂量应做适当调整。

（5）抗菌药治疗的疗程取决于感染部位、感染严重程度、基础疾病、药物对CRE的抗菌活性以及传染源控制等多方面因素，疗程一般较长。

体外药敏结果显示，CRE通常只对替加环素、多黏菌素和新型β内酰胺酶抑制剂复方制剂，如头孢他啶/阿维巴坦等敏感性高；对绝大部分β内酰胺类抗生素，包括碳青霉烯类均高度耐药；对喹诺酮类也高度耐药；对氨基糖苷类耐药性不一。对CRE有较好抗菌活性的药物单药使用时各自存在局限性，如多黏菌素易发生异质性耐药，且有明显的肾脏和神经系统毒性，肺组织渗透性低；替加环素血液浓度较低且为抑菌剂；氨基糖苷类治疗效果欠佳且耳、肾毒性较大；头孢他啶/阿维巴坦对产金属酶菌株感染无效等。此外，随着临床广泛应用，CRE对多黏菌素、替加环素等药物的耐药率也呈上升趋势。研究表明，多种体外有协同或相加作用的抗菌药物联合可能会更快速控制感染和遏制耐药发生，并且联合用药也可适当降低毒性较高的药物的剂量，以减少其不良反应。现有临床研究表明，CRE感染联合治疗可能有更多的获益，尤其是对严重感染患者联合治疗病死率明显低于单药治疗。

第二节　ICU多重耐药菌的防控措施

一、ICU耐药菌感染防控通用要点

各种耐药菌可在人与人、人与环境之间传播，ICU患者病情危重，是耐药菌感染的易感人群。耐药菌感染者和定植者均是传染源，医务人员也可能因为耐药菌的定植而成为新的传染源，导致一定范围内的暴发流行。防控多重耐药菌的院内感染要从隔离传染源、切断传播途径、早期发现定植患者等多方面进行，包括患者隔离、接触预防、环境清洁消毒、手卫生、病原菌监测等措施。

（一）手卫生

正确执行手卫生可减少手部微生物（包括耐药菌）污染，从而降低医院感染的发生风险。手卫生被认为是预防和控制耐药菌传播的最基础、最有效、最经济的策略之一。手卫生是减少病原体感染和传播不可或缺的手段，也是感染防控的基础措施之一，是整体防控策略的一部分。规范的手卫生设施包括流动水洗手池、非手触式水龙头开关、洗手液、干手设施、手消毒剂和手

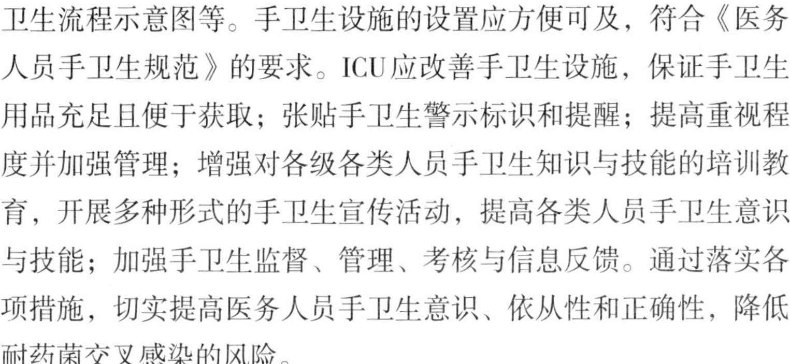

卫生流程示意图等。手卫生设施的设置应方便可及，符合《医务人员手卫生规范》的要求。ICU应改善手卫生设施，保证手卫生用品充足且便于获取；张贴手卫生警示标识和提醒；提高重视程度并加强管理；增强对各级各类人员手卫生知识与技能的培训教育，开展多种形式的手卫生宣传活动，提高各类人员手卫生意识与技能；加强手卫生监督、管理、考核与信息反馈。通过落实各项措施，切实提高医务人员手卫生意识、依从性和正确性，降低耐药菌交叉感染的风险。

（二）接触预防

1.基本要求

MDRO感染或定植的患者需在标准预防的基础上采取接触预防措施。根据标准预防原则，应在合理的时机正确地实施手卫生；当执行喷溅操作（如伤口冲洗、吸痰、气管插管等）、护理气管切开的患者和有分泌物喷溅的患者，以及在有证据支持感染或定植源（如烧伤创面）引发传播的环境中工作时，应进行面部防护，如佩戴口罩、护目镜或防护面屏。标准预防措施对于防止潜在定植患者的传播也至关重要，MDRO定植通常不易被检测到，即使主动监测，也可能由于缺乏敏感性、实验室缺陷，或抗菌药物治疗导致间歇性定植而无法识别。因此，采取接触预防的同时，还应正确实施标准预防。

2.管理要求

制定MDRO感染防控相关制度，包括抗菌药物合理应用管理制度、MDRO预防和控制措施制度、手卫生制度等；开展相关科室的教育培训，对所有医生、护士、医技人员、保洁人员、外送人员分层次分别进行培训和宣教，提高相关人员对MDRO及其防控措施的重视；与微生物室合作，规范标本送检；配备合格、充足的隔离用品；专人负责MDRO的监测并监督各科室执行各项措施。

3.接触预防措施

（1）接触隔离

对实施接触预防的患者进行诊疗护时，医务人员在可能接触患者或患者周围环境中可能受污染的区域时需穿隔离衣和戴手套。在进入病房之前穿好隔离衣，戴好手套。离开病房前摘掉手套并脱隔离衣。医务人员对患者实施诊疗护理操作时，将MDRO感染或定植患者安排在最后进行，转诊或外出检查之前通知接诊或接待检查的科室，提醒其采取相应防控措施。

（2）诊疗用品处理

与患者直接接触的相关医疗用品，如听诊器、血压计、体温计、输液架等要专人专用，并及时消毒处理。轮椅、担架、床旁心电图机等不能专人专用的医疗器械、器具及物品要在每次使用后擦拭消毒。

（3）环境清洁消毒

清洁和消毒可能被病原体污染的环境表面和设备，包括邻近患者的物体表面（如床栏杆、床头桌）。优先清洁实行接触隔离措施的房间和邻近患者的设备。

（4）医疗废物管理

在患者床头放置医疗废物桶。在MDRO感染患者或定植患者诊疗过程中产生的医疗废物，以及沾有患者痰液、体液等的生活垃圾，应当按照医疗废物进行处置和管理

（三）患者隔离

1.病原体

对于CRE、CRAB、CRPA、MRSA、VRE、CD感染或定植者，

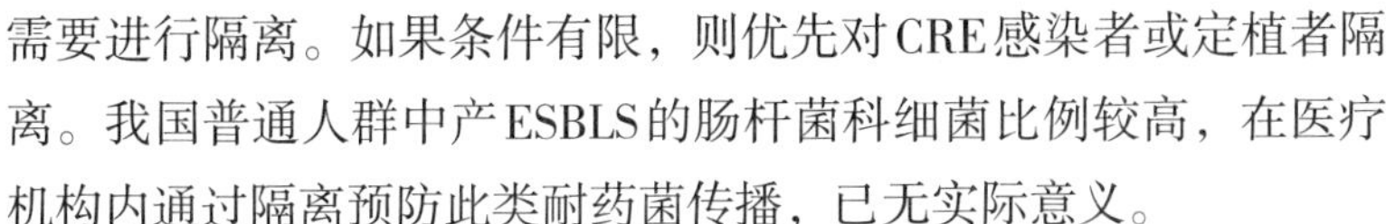

需要进行隔离。如果条件有限，则优先对CRE感染者或定植者隔离。我国普通人群中产ESBLS的肠杆菌科细菌比例较高，在医疗机构内通过隔离预防此类耐药菌传播，已无实际意义。

2.隔离方法

（1）单间隔离

应优先将CRE、CD感染或定植者，尤其是传播风险大的患者，如有人工气道机械通气、大小便失禁、伤口持续有分泌物等情形的患者，安置于单人病室。隔离病室入口处应有明显隔离标识。隔离病室诊疗用品应专人专用。医务人员和探视者进入隔离病室应执行接触预防措施和手卫生。

（2）集中安置

当不具备实施单间隔离的条件时，应将同一种耐药菌感染或定植者安置在同一间病室或隔离区域，保证与其他患者有足够的床间距。划定集中安置患者护理活动限制区域，可设物理屏障或划线标注。避免在耐药菌感染或定植者紧邻区留置各种导管，安置有开放伤口或免疫功能低下等易感患者。接收隔离耐药菌感染或定植者，需安排专门的照护工作人员，即工作人员不应同时担负无耐药菌感染者或非同种耐药菌感染或定植者的照护任务。其他医务人员，如护士、呼吸治疗师等视医疗机构具体情况参照执行，特别是在耐药菌感染流行或暴发期间。

3.隔离期限

原则上应隔离至耐药菌培养连续两次阴性。对于部分长期携带耐药菌的患者，可以隔离至疾病症状消失，患者出院时。

（四）主动监测

1.感染患者监测

对于有感染症状的患者，应及时送检相应的微生物标本进行检测。当从标本中检出临床重要耐药菌时，实验室应将结果及时通知相应的临床医务人员和感控人员。

2.无症状定植者的主动筛查

（1）筛查的意义：无症状的耐药菌定植患者可成为潜在的传染源，对其开展主动筛查有助于早发现、早应对。除CRE、MRSA和VRE外，当前阶段主动筛查并非一线防控措施，而往往作为一线措施控制不佳时或疾病暴发调查时的强化防控措施。

（2）筛查的耐药菌：基于现有研究，主动筛查通常针对以下耐药菌和特定标本类型：CRE（粪便或直肠拭子）、MRSA（鼻前庭拭子）、VRE（粪便或直肠拭子）。由各重症医学科依据自身防控重点和耐药菌情况等考虑开展。此外，鼓励有条件的ICU对其他种类耐药菌（如鲍曼不动杆菌）和标本类型（如下呼吸道标本）进行主动筛查科研。

（3）筛查的指征：有条件的ICU宜依据自身医疗服务的特点和耐药菌监测数据等资料，确定特定或高风险人群，并对其开展特定耐药菌的主动筛查。①在非耐药菌感染暴发时，开展主动筛查的特定或高风险人群，通常包括预估入住ICU＞2天的患者，需入住新生儿ICU的新生儿，需进行器官、骨髓/干细胞移植的患者等。②在暴发或怀疑暴发时，宜对涉及病区的所有入院和在院患者进行筛查。若受条件限制确实无法做到，则宜优先筛查高风险患者，通常包括过去6个月内已知曾检出该耐药菌的患者，从耐药菌感染高风险科室转入者，有与已知耐药菌感染/定植者同一病室、免疫受限、移植术后、有开放气道、有大面积创面、新生儿、从别的医疗机构转入等耐药菌感染发生高危因素之一的患者。③不推荐对医务人员进行CRE、VRE等耐药菌的主动筛查。④不推荐常规对医务人员进行MRSA主动筛查。有报道医务人员携带MRSA可能与医院感染暴发有关，当面对MRSA感染暴发而经过环境采样、详细调查和采取干预措施后仍未能控制暴发时，在知情同意情况下方可考虑对医务人员进行MRSA主动筛查。

（4）筛查的频率：主动筛查包括入院/入ICU 48h内采样，以反映带入情况，以及在院/在ICU采样，以反映院内获得情况。其频率取决于筛查目的（如是否为暴发调查）、资源配置（如采样和检测的人力），常见为1次/周，在暴发调查时可能更频繁。

（5）筛查的方法：主动筛查通常包括对标本进行核酸扩增检测和培养鉴定两种方法。基于现有条件，最常采用的是培养鉴定方法（通常使用含特定抗菌药物的选择性培养基），但培养方法耗时较长（1~2天），且敏感性较核酸方法低。鼓励有条件的医疗机构开展核酸扩增检测方法，并对其进行敏感性和特异性的观察。核酸方法检测已知的菌种和已知的耐药基因，但不能检测未被纳入的已知耐药基因或新的尚未知的耐药基因。同时也往往难以将特定耐药基因与特定菌种关联。

（五）环境监测

怀疑医院感染暴发或疑似暴发与医院环境有关时，应进行目标微生物检测；应每季度对重症监护病房物体表面、医务人员手和空气进行消毒效果监测。当怀疑医院感染暴发、ICU新建或改建，以及病室环境的消毒方法改变时，应随时进行监测。

（六）环境清洁消毒

环境的清洁与消毒在控制临床重要耐药菌的感染与传播中发挥着不可或缺的作用。环境包括地面、床单元及各种物体表面，重点是床单元及高频接触的设备。根据相关行业标准和技术规范，医疗机构应对床单元表面及高频接触的设备进行定期清洁消毒，或在遇到污染时进行及时消毒，患者出院时应进行终末消毒。当医院感染暴发或检出MDRO时，应强化清洁与消毒，主要是增加清洁与消毒的频率，而非增加消毒剂浓度，此主要基于耐药菌为抗感染药物耐药而非对消毒剂耐药的考虑。常用含有效氯400~700mg/L消毒剂作用时间10min，频次≥2次/天。被患者血液、体液、分泌物等污染的环境表面，应先采用可吸附的材料将其清除，然后采用含有效氯2000~5000mg/L的消毒剂作用30min；非艰难梭菌耐药菌感染环境也可以采用季铵盐，或采用季铵盐加紫外线消毒。与此同时，需要注意重复使用的清洁工具应及时清洗消毒、干燥保存。此外，保洁人员的配备及培训、环境清洁消毒过程的监督与监测也是确保环境清洁卫生质量的重要方面。

（七）去定植

去定植是一种基于循证依据的干预措施，可用于预防医院感染。去定植分为普遍性去定植和目标去定植，后者往往通过筛查临床重要的MDRO，而采取相应的干预措施。术前鼻拭子筛查金黄色葡萄球菌，并对定植者鼻腔局部涂抹2%莫匹罗星软膏或与葡萄糖酸氯己定（CHG）擦浴联用，可有效降低术后（特别是心脏手术和整形手术）感染的风险。CHG是最具有循证依据的皮肤去定植剂，在交叉对照临床试验中，每日CHG洗浴能降低原发血流感染（BSI）。在重症监护病房中，CHG洗浴已被证明能减少MRSA和VRE的交叉感染率，但广泛使用莫匹罗星和氯己定可能会加速耐药。肠道CRE和VRE去定植一般是比较困难的。在血液病患者中，黏菌素选择性肠道去定植可能有利于在短期内降低广泛耐药革兰阴性杆菌肠道定植率和BSI风险，但不具有长期持续的效果。对于CRAB、全耐药革兰阴性杆菌和泛耐药铜绿假单胞菌等定植患者，目前证据还不足以提供任何干预的建议。粪菌移植（fecal microbiota transplantation，FMT）是一种非常有效的治疗难治性CD感染的方法，有希望用于肠道MDR细菌去定植。

（八）抗菌药物临床应用管理

为有效遏制耐药菌的快速增长，持续做好临床抗菌药物合理应用管理工作，医疗机构应成立抗菌药物合理应用与管理小组，按照安全、有效、经济的原则，制订医院抗菌药物目录，优先选择循证医学证据充分的品种，并在实践中不断优化与动态调整。对围手术期及非手术患者预防用药应严格掌握指征。治疗用药应充分考虑患者、微生物以及抗菌药物三要素。医疗机构要制订详细的抗菌药物合理应用培训及考评方案，并严格培训落实。医生应掌握各类抗菌药物的抗菌谱、药代药效学参数、药物的不良反应，在启用抗菌药物前尽可能送检微生物标本，积极查找病原体，以开展针对性治疗。治疗过程中综合考虑患者的感染部位、基础疾病、发病场所、病理生理状态选择抗菌药物。充分发挥临床药师在抗菌药物管理中的技术支撑作用，将抗菌药物管理纳入处方审核和点评，推荐信息化手段实现处方的前置审核、过程干预，不断加强重点抗菌药物以及联合用药的监管。推荐开展重点抗菌药物的治疗浓度监测，指导临床精准用药。感控部门专业技术人员应当参与抗菌药物临床应用、耐药菌的管理及感染性疾病多学科会诊。感染性疾病科医生应发挥专业优势，对临床其他科室抗菌药物临床应用提供技术指导。检验学科积极探索快速诊断技术，以提高感染性疾病诊断效率，促进抗菌药物精准使用。信息部门通过信息化手段实现抗菌药物临床使用的动态监测。

二、临床重要耐药菌感染防控个性化要点

（一）CRAB和CRPA

侵袭性操作和环境卫生均可以影响ICU中CRAB和CRPA感染发生和克隆传播。应降低中心静脉导管、气管导管和导尿管等

侵入性医疗器械的使用率，严格执行有创操作的适应证和无菌技术，留置患者体内的医疗器械应定期评估使用的必要性，不需要时应立即终止器械使用。呼吸机应严格按照规范清洁消毒，呼吸机管道、湿化器应规范更换，频次为1次/周。采用复方氯己定含漱液、呋喃西林漱口液等帮助患者清洗口腔内部细菌，高效的口腔护理可降低感染发生。医护人员应促进ICU环境管理体系建立，加强空气和环境消毒。加强医护人员的接触预防知识，加强抗菌药物管理，提高手卫生依从性，实施不同操作前手部均应严格消毒，使用一次性或专用的患者护理设备。

（二）CRE

（1）以危急值管理CRE。用过碳青霉烯类药物者肠道携带CRE，发生CRE血流感染的概率高于未携带者4倍，40%CRE携带可≥1年，故对使用碳青霉烯类药物者，尤其拟作器官捐献及接受者，应常规筛查粪便CRE携带情况，早知早防，可探讨益生菌或噬菌体去定植的可行性。

（2）在ICU对CRE定植和感染者进行主动监测，并对CRE携带者进行隔离，有助于降低病区内CRE发生率，主动监测标本类型推荐直肠拭子。

（三）MRSA

（1）根据当地MRSA流行病学和患者人群易感性，针对地应用实时PCR从鼻拭子中快速筛查MRSA无症状定植患者。

（2）对于无症状MRSA定植患者，使用洗必泰沐浴和鼻腔莫匹罗星对MRSA进行去定植治疗，可降低MRSA感染风险。

（3）医护人员接触MRSA定植患者或处理被MRSA污染的器材可能造成手部被MRSA污染甚至短期定植，提高医护人员和患

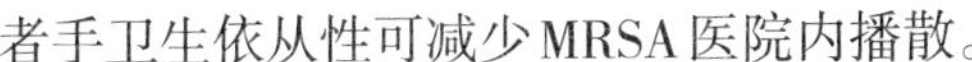

者手卫生依从性可减少MRSA医院内播散。

（4）医护人员在护理MRSA定植患者时使用接触预防措施（如使用一次性隔离衣和手套）。

（5）MRSA可污染患者周围环境中接触过的物品和器械，并持续存在，故有效的清洁和消毒是常规策略的重要部分。

（四）VRE

（1）VRE的临床筛查：针对VRE的筛选方法国内多数临床实验室采用临床拭子培养，主动筛查的标本包括粪便、肛门或肛周拭子。除此之外还有选择性富集肉汤、显色琼脂以及微阵列法直接从临床拭子中鉴定VRE。VRE分离率高的医疗机构应进行主动筛查监测，尤其是对危重症患者和免疫抑制人群。

（2）VRE的接触预防措施：2019年，美国CDC认为，维持和改善感染预防和控制措施，如手卫生和表面消毒，对于进一步减少VRE感染的数量和保护脆弱的患者群体至关重要。

（3）环境清洁与消毒：加强环境清洁与消毒可降低VRE传播风险。清洁措施可包括紫外线清洗系统、使用荧光标记评估的微纤维和蒸汽技术、室内消毒（含有效氯1000mg/L的消毒剂）与医院范围内改进的手卫生相结合等。VRE感染患者使用专用或一次性护理设备，所有重复使用的设备均应在使用后进行彻底清洁和消毒。

（4）VRE的去定植：针对高危患者的VRE去定植化，目前还没有标准的或公认的去定植方案，采取的VRE去定植措施应在感染控制小组和临床微生物专家或感染病医生协商评估后制定，曾使用过的去定植方法包括粪菌移植、使用杆菌肽或口服利奈唑胺和达托霉素。

（5）抗菌药物管理：了解和监测抗菌药物的使用模式，尤其与VRE感染病例相关的抗菌药物使用更应受到重视，限制如万古霉素和头孢菌素之类广谱抗菌药物的不必要使用，减少住院时间，以防止VRE的出现和扩散。

（五）产ESBLs肠杆菌科细菌

（1）针对产ESBLs肠杆菌科细菌感染菌及定植菌，逐步建立国家级或省级自愿主动报告系统。

（2）及时发现与诊断产ESBLs肠杆菌科细菌感染，对高危人群及时取肛拭子，筛查产ESBLs肠杆菌科细菌定植状况，酌情予益生菌或噬菌体去定植，对感染高危人群，根据感染部位适时采集合格标本送培养，尽量早诊、早防、早治。

（3）植入物相关感染，尽量规范使用各种置管（动静脉置管、鼻胃管、气管插管等），酌情拔除导管或去除植入物。

（4）研发床旁快速检测试条，尽快明确定植或感染，临床应力争合理使用各类抗菌药物。一旦出现产ESBLs肠杆菌科细菌感染病，若为血流感染或免疫功能低下人群，宜选碳青霉烯类药物；若非危及生命或免疫功能相对正常者感染，可选酶抑制剂复合制剂，如含克拉维酸、他唑巴坦、阿维巴坦的制剂。产ESBLs肠杆菌科细菌感染应慎用头孢哌酮/舒巴坦，不宜选用氨基糖苷类、磺胺类、喹诺酮类，禁用不含酶抑制剂的青霉素类、头孢菌素类及氨曲南。及时清除感染者的产ESBLS肠杆菌科细菌也能防止传播。

第三节　定植菌与感染菌的区分

一、概念

各种微生物（细菌）经常从不同环境落到人体，并能在一定部位定居、生长、繁殖后代，这种现象通常称为“细菌定植”。病原微生物侵入宿主体内并引起病理变化称为“感染”。定植的微生物必须依靠人体不断供给营养物质才能生长和繁殖，大多微生物定植是无害的。有些微生物（条件致病菌）最初是定植，在条件合适时会转为感染。

二、定植的条件

（1）必须有黏附力细菌。只有牢固地黏附在黏膜上皮细胞上，才不会被分泌物、宿主的运动或其器官的蠕动冲击掉，这是细菌能够在人体定植的关键。

（2）必须有适宜的环境细菌。要长期生存必须有一定的环境条件，即定植部位的各种环境因素，如氧化-还原电势，以及pH和营养物质等要能满足定植细菌的需要。

（3）必须有相当的数量。在定植过程中，有一部分细菌会因黏附不牢固而脱落，即使已初步定植的细菌也会随上皮细胞的代谢活动而被排除。

定植抗力不仅与正常菌群相关，还与特定细菌表面的特殊蛋白质——黏附素及特定组织细胞膜上的黏附素受体有关。这就是为什么有些细菌仅分布于尿道或感染尿路，而有些细菌仅定植或感染呼吸道，还有些细菌能导致创口感染，有些即使在创面大量存在也不会造成感染。

三、与感染有关的因素

细菌进入机体能否引起感染取决于两方面的因素：一是细菌的致病力，二是机体的防御能力。病原体检验阳性并非就是感染或该病原菌感染，需依据感染部位、患者临床表现的特点及患者不同病理、生理特点综合分析。尤其是要对细菌培养阳性的结果仔细分析，不能简单地按其药敏测定结果随便用药。

四、定植与感染的区分

正常无菌的体液（血液、脑脊液、胸腹水等）中分离到的病原体，首先考虑责任病原体。非无菌部位（皮肤、黏膜或创面）分离的病原体，同时结合有无临床、影像、生化及组织病理依据，多倾向于定植。但如果脓液培养，或反复为同一结果，或保护性标本，或菌落计数达到一定量，倾向于感染。痰、气道抽吸物、伤口分泌物、非深部穿刺的脓液，都是结果是定植菌可能性大的标本类型。

对于呼吸道病原体来说，分离的可能是寄生菌、定植菌或病原菌。来源不同的标本要看标本是否合格。

一个合格的痰标本应满足白细胞＞25个，上皮细胞＜10个，得出的结果才更有意义。除此之外，气管内吸出物培养＞105cfu/ml，支气管肺泡灌洗＞104cfu/ml，＞5%为胞内菌，带保护毛刷标本＞103cfu/ml。

对于痰标本，最简单和最直接的证据就是痰涂片，首先是因为感染菌会导致白细胞大量增加，其次是因为感染早期（细菌/真菌）启动非特异性免疫因子。中性粒细胞是最主要的免疫细胞，吞噬和包裹现象是反映细菌与机体免疫系统的相关性的最重要的信号，观察这一现象有助于区别是感染还是定植。细菌涂片中每一油镜视野细菌数＞20个或占所有细菌的50%以上的优势菌可能为病原菌。

1. 患者因素

长期使用多种抗菌药物，但没有相应感染征象，或存在其他可解释的疾病，可能为定植。高龄、ICU入住史、近期抗生素使用史、呼吸机使用、泌尿道插管、中心静脉插管、免疫功能低下

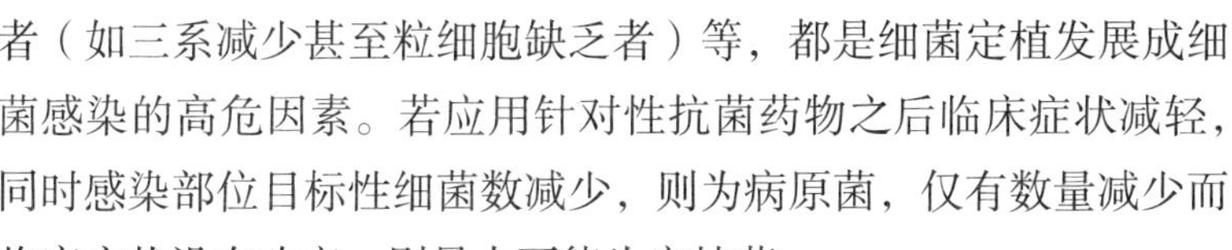

者（如三系减少甚至粒细胞缺乏者）等，都是细菌定植发展成细菌感染的高危因素。若应用针对性抗菌药物之后临床症状减轻，同时感染部位目标性细菌数减少，则为病原菌，仅有数量减少而临床症状没有改变，则最大可能为定植菌。

2.微生物因素

有些微生物难以被常用消毒剂清除或去除，诸如凝固酶阴性葡萄球菌、非结核分枝杆菌，多考虑定植。体内存在异物，反复分离到凝固酶阴性葡萄球菌，吸烟或COPD反复分离到NTM，考虑感染。有些病原体，只要能分离到即认定为感染，如结核、流感、副流感、军团菌、隐球菌、肺囊虫、粪便中分离出沙门菌。如果尽管针对分离的病原体进行了治疗，但病原体持续存在，考虑定植而非感染。

五、痰中常见的定植菌或污染菌

痰中常见的定值菌或污染菌有念珠菌、嗜麦芽窄食单胞菌、洋葱伯克霍尔德菌、凝固酶阴性葡萄球菌、弗劳地柠檬酸菌（枸橼酸菌）、阴沟肠杆菌、肠球菌、木糖氧化产碱杆菌、鲍曼不动杆菌。

鲍曼不动杆菌在人体定植比感染更为常见，在鲍曼不动杆菌易感人群也是如此。然而院内获得鲍曼不动杆菌的临床影响，目前仍有争议。一些对照研究显示，鲍曼不动杆菌的感染并未增加死亡率。鲍曼不动杆菌是常见的条件致病菌，也是最容易在体表定植的革兰阴性杆菌。据调查，约1/4的正常成人可以定植该菌。长期应用广谱抗菌药物、皮质激素和免疫抑制剂，气管插管、切开，应用呼吸机，留置静脉导管等有创介入，会增加鲍曼不动杆菌感染。尤其是入住ICU的患者，50%以上存在细菌定植，鲍曼不动杆菌的定植率也非常高。然而，对ICU患者鲍曼不动杆菌分布的调查结果显示，体表定植鲍曼不动杆菌的患者中，73.7%痰培养结果显示为鲍曼不动杆菌阳性。所以，痰培养出鲍曼不动杆菌是定植菌或致病菌需要结合临床表现。如经过治疗，患者临床症状改善，考虑为致病菌。但持续分离到某菌，则该菌考虑定植。

总之，判断细菌感染与定植需要综合考虑临床、微生物结果及患者情况，需要临床医生、院感专职人员与微生物室多沟通配合。当培养结果证据与临床症状不符时，要保持一颗怀疑的态度，因为有可能是定植菌。

第四节　ICU标本采集与运送原则及注意事项

一、基本原则

（1）重症患者在抗生素治疗之前采集标本，治疗中评估治疗效果或治疗后评估结局需进行采样。

（2）应当尽快在疾病初发时采集首份标本，尤其应该在抗生素使用前完成标本采集。

（3）须避免感染部位以及感染部位附近皮肤或黏膜定植菌群的污染。可以考虑邀请微生物专家与重症医生一起进行床旁采样与接种。

（4）对于有多种细菌定植的部位，比如呼吸道、皮肤软组织、腹腔等，宜选择合适的方法检验特定的病原菌，并防止非致病定植菌群的污染。

（5）在呼吸道病毒流行季节注意检验呼吸道病毒，宜采用植绒拭子采集鼻咽标本，送检PCR、mNGS、tPCR等核酸检测。

（6）普通拭子标本不宜用于厌氧菌培养，建议采用专用厌氧

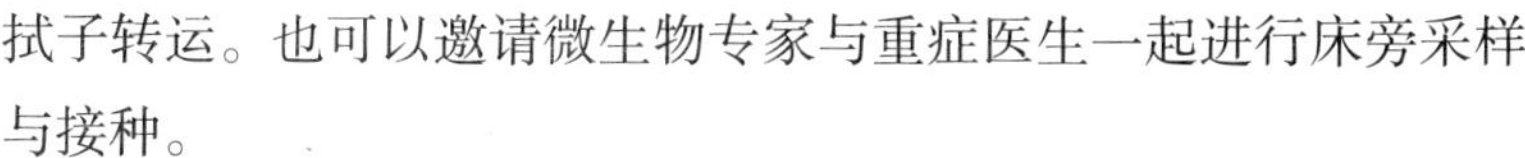

拭子转运。也可以邀请微生物专家与重症医生一起进行床旁采样与接种。

（7）除了血液标本外，其他所有标本进行厌氧培养前均应进行革兰染色（粪便艰难梭菌培养除外）。

（8）无菌体液（例如胸腔积液、滑膜液、心包液和脑脊液）宜放入无菌管或含抗凝剂的无菌管送检，也可注入一定量（如10ml）的样品到血培养瓶中进行增菌培养。应注意，某些抗凝剂对一些细菌有抑制作用，如果使用，则需告知临床其中的影响。怀疑细菌或真菌感染时，除了血液标本之外，所有无菌体液标本均宜进行革兰染色镜检。

（9）重症患者如需外科手术，标本宜送液体或组织做涂片和培养，拭子标本仅用于特殊情况。

（10）采集静脉血时，应首先采集血培养标本，再采集用于其他检验的标本。

（11）不宜送检或接收导尿管的管尖进行培养。

（12）真菌培养宜采集深部标本或组织标本。

（13）做病毒血清学检验时，宜根据不同病毒选择不同的采集时间和抗体类型。发病早期通常检验病毒特异的IgM抗体；而对恢复期患者，在疾病急性发作和发作后间隔2~4周采集双份血清，检验IgG抗体。

（14）特殊情况下（如怀疑厌氧菌感染时）可以考虑床旁采样。

（15）标本采集须符合生物安全规定。

二、微生物实验室检验流程

以血培养检测流程和呼吸道标本检测流程为例。

（一）血培养标本采集、运送标准操作规程

血培养是重症感染寻找病原学证据，获得致病菌药敏的重要方法。在大部分三级医疗单位，重症血培养送检率是最高的，阳性率一般也是比较高的。为了保障阳性率，应该遵循以下基本原则。

1. 采血指征

（1）菌血症：可疑感染患者出现以下1种或几种情况时，应进行血培养。①发热（＞38℃）或低温（＜36℃）；②寒战；③外周血白细胞计数改变（计数＞10×10^9/L，且有核左移时；或计数＜4.0×10^9/L）；④呼吸频率＞20次/min或动脉二氧化碳分压＜32mmHg；⑤心率＞90次/min；⑥皮肤黏膜出血；⑦昏迷；⑧多器官功能障碍；⑨血压降低；⑩C-反应蛋白、降钙素原升高及突然发生生命体征的改变。

（2）当怀疑存在感染性心内膜炎，凡原因未明的发热持续1周以上，伴有心脏杂音或心脏超声发现赘生物，或原有心脏基础疾病、人工心脏瓣膜植入患者，均应进行血培养检测。

（3）当怀疑存在导管相关血流感染，患者带有血管内导管超过1天或拔除导管未超过48h，出现发热（＞38℃）、寒战或低血压等全身感染表现，不能排除由血管内导管引起感染可能的，应多次进行血培养检测。

2. 采血时机

（1）应在抗微生物药物使用之前采集，不能停药的患者应在下一次使用抗微生物药物之前采集。

（2）应在患者寒战开始时，发热高峰前0.5~1h内采血。

（3）感染性心内膜炎：①急性心内膜炎：立即采集血培养。宜在经验用药前30min内不同部位采集2~3套血培养。②亚急性

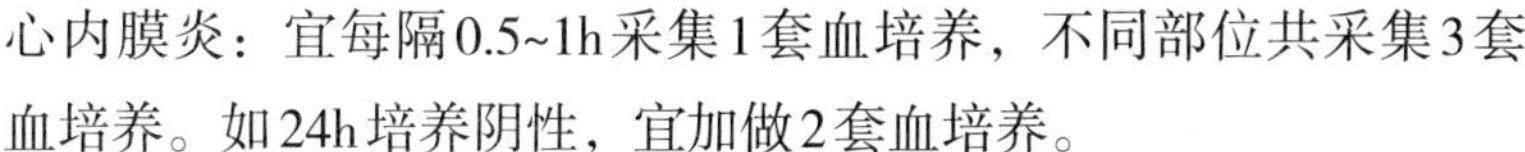

心内膜炎：宜每隔0.5~1h采集1套血培养，不同部位共采集3套血培养。如24h培养阴性，宜加做2套血培养。

（4）除怀疑感染性心内膜炎外，2~5天内无需重复采集血培养标本。

3. 采集流程

（1）静脉穿刺采血。①严格按照《医务人员手卫生规范》认真洗手或手消毒，严格执行无菌操作，尽量避免接触穿刺点皮肤。②血培养瓶消毒：去除血培养瓶防尘盖后，用75%酒精消毒培养瓶橡皮塞，自然待干60s。③静脉穿刺点皮肤消毒：采血部位通常是肘静脉，用消毒液从穿刺点由内向外画圈消毒，消毒区域直径10cm以上，待消毒液挥发干燥后穿刺采血。皮肤消毒可采用一步法或两步法。一步法：2%葡萄糖酸氯己定消毒，作用30s（两个月以内新生儿不适用）。两步法：75%酒精消毒，待干；吉尔碘消毒，作用1min，待干。④戴手套：如需对穿刺部位触诊，戴无菌手套；无需对穿刺部位触诊，戴清洁橡胶手套。⑤采血：成人及青少年应同时在不同的部位采集2~3套（每套含需氧瓶和厌氧瓶各一个，每瓶采血量8~10ml）。儿童及婴幼儿通常仅采集需氧瓶，抽血量不应超过患儿总血量的1%。不同体重患者采血量见表13-1。

表13-1　推荐采血量

患者体重（kg）	每套采集血量（ml）
＜8	1
8~14	3
14~27	5
27~41	10
41~54	15
＞54	20

下列情况时，考虑厌氧培养：分娩过程中延迟破膜的新生儿，其母亲产褥期患腹膜炎、慢性口腔或鼻窦感染、蜂窝组织炎（特别是肛周及骶骨），有腹部感染症状或体征，咬伤，破伤风，脓毒性静脉炎，接受类固醇治疗的儿童。

直接用采血针将血从患者静脉吸入带刻度的负压血培养瓶，以减少污染环节。若用注射器无菌穿刺采血，应排尽针头内空气，直接注入血培养瓶，勿换针头（如果行第二次穿刺或用头皮针取血，应换针头）。血量充足时，采血针采集的血液应先注入需氧培养瓶，后注入厌氧培养瓶，注射器采集的血液反之。血量不足时，优先注入需氧瓶，剩余注入厌氧瓶。避免注入空气，轻轻混匀以防血液凝固。需要时，也可以按mNGS商品要求留取血标本送检mNGS。

（2）深静脉导管采血（仅限于疑似导管相关血流感染患者）。导管相关性感染是重症医生要特别警惕的，其检测方法分导管保留和导管不保留，具体操作如下。

保留导管：①血培养瓶消毒：去除血培养瓶防尘盖后用75%酒精消毒培养瓶橡皮塞，自然待干60s。②用75%酒精棉片用力擦拭导管接口处15s以上。③连接注射器抽取血液（成人3ml，儿童0.2ml）弃去；重新连接一个新的注射器采集推荐量的血液，注入培养瓶，混匀。④用肝素或生理盐水冲管。此法需要外周静脉和导管内各采取1套血培养标本，在培养瓶上标注采集部位，送往微生物实验室，同时进行上机培养。

不保留导管：①无菌拔出导管。②通过无菌操作剪取已拔出的导管尖端5cm，在血平板上交叉滚动4次，立即送临床微生物实验室进行培养，或采用超声震荡法留取菌液接种。③同时采集2套外周静脉血培养。

4.标识和申请单

（1）每套血培养瓶上标签应有唯一标识号或条码，并标注采集的时间和部位。

（2）如疑似感染性心内膜炎或疑似导管相关血流感染患者的标本，申请单除应包括患者基本信息外，一定要注明疑似诊断，并注明患者是否正在使用抗微生物药物。

5.送检要求

（1）尽快送检，导管尖端尽可能在15min内送至实验室，血液标本至少保证2h之内送至临床微生物实验室。

（2）不能及时送检者，应置室温暂存。血培养瓶接种前后都禁止放冰箱。

（3）安全防护：放标本的容器必须防漏，禁止将渗漏的标本送至临床微生物实验室。

6.实验室拒收标准

由于血培养标本采取不易，且血流感染患者往往病情急重，除非以下几种情况，实验室应尽可能接受血培养标本，并尽快进行培养检测。

（1）血培养瓶破裂、渗漏。

（2）血培养瓶内注入非无菌标本。

（3）血培养瓶标识错误或无标识。

需要说明的是，国内外就重症的血流感染诊断做了许多研究工作，有望改变重症病原学检测的思路，缩短病原学确定时间，为重症患者及时精准治疗打下基础。有研究提到T2MR技术可以将念珠菌的确定在2h内完成，不仅如此，该技术也可以完成金黄色葡萄球菌、大肠埃希菌、肺炎克雷伯菌、铜绿假单胞菌、新型隐球菌等病原菌的快速鉴定，并能对简单耐药基因型进行报告，具有广泛的应用场景。

（二）下呼吸道标本采集与运送标准操作规程

重症患者因病情需要，执行气管插管术较多，插管48h后，管道内外壁容易形成生物被膜，引起细菌的定植。人工气道吸出痰很难代表下呼吸道，尤其是肺部感染的微生物状态，故病原学诊断价值大大降低。另外，要注意肺泡灌洗液与吸出痰的区别。前者可以通过定量接种完成病原学生长量的判定，能更好地反映肺部病灶处的情况；后者会混有大量污染与定植菌，要反复确定临床意义。以上标本都需要通过显微镜镜检其扁平上皮细胞含量确认标本质量。检测病原学需要时，也可以按mNGS要求留取肺泡灌洗液标本送检mNGS。

1.送检指征

（1）咳痰适应对象。社区来源呼吸道危急重症患者，咳嗽、脓性痰，伴有发热，影像学检查出现新的或扩大的浸润影，气道开放，出现脓痰或血性痰，考虑下呼吸道感染的患者采集痰液标本，同时送血培养标本。

（2）经人工气道吸引适应对象。仅当气管插管或气管切开等人工气道患者出现肺炎症状时（如发热或浸润），可通过吸痰管从气道吸取标本。

（3）支气管镜适应对象。对于疑似肺炎患者，如有机会进行气管镜检查，则可同时采集肺泡灌洗液进行培养。不能进行深部咳痰的患者，也可考虑通过气管镜获取标本。

支气管肺泡灌洗液适用于检测条件致病菌引起的肺部感染患者。支气管灌洗液只用于严格致病菌，如结核分枝杆菌、军团菌属、内源性真菌引起的肺炎患者。保护毛刷标本只用于诊断细菌性肺炎患者，注意涂片送检显微镜镜检。通过支气管镜活检适用于抗酸杆菌和真菌培养，也可以送检PCR、mNGS等核酸检测实验。

2. 采集方法

（1）无插管的患者取痰标本。①向患者说明如何进行咳痰。②咳痰前，指导患者用无菌生理盐水漱口。戴假牙者应该先摘掉假牙。③指导患者咳出深部痰，置无菌容器内，注意勿留取唾液和鼻腔分泌物。④无痰或痰量极少者可用氯化钠溶液5ml雾化吸入约5min后留取痰液，置无菌容器内。

（2）经人工气道采集痰标本。①进行手卫生后将一次性吸痰管拆开，连接负压吸引管，调节负压吸引器至适宜负压。②折叠一次性吸痰管末端，插入人工气道至适宜深度，见吸痰管内痰液吸出，折叠一次性吸痰管退出，将一次性吸痰管与吸引器分离，将痰液注入无菌容器内。③如痰液黏稠，可向吸痰管末端注入少量生理盐水，将痰液冲入无菌容器内。

（3）经支气管镜采集标本。经支气管镜依次采集支气管肺泡灌洗液、支气管灌洗液、保护毛刷标本、支气管活检标本。

①支气管肺泡灌洗液采集方法：患者咽喉局部麻醉后，导入纤维支气管镜。通过纤维支气管镜对病灶所在支气管段或亚段开口，经操作孔道分5次（每次注入20~50ml）快速注入总量为60~100ml的37℃或室温无菌生理盐水后，以合适的负压（推荐＜-100mmHg）充分吸引回收，可直接使用标本采集器送检，也可在无菌操作下吸取10~20ml回收液到带螺帽无菌容器中，立即送检。②支气管灌洗液标本采集方法：经口或鼻导入支气管镜，通过管道开口灌入10ml无菌生理盐水，吸出，装入无菌样品杯中立即送检。③保护毛刷标本采集方法：将纤维支气管镜插入亚段支气管可疑感染部位，经支气管镜刷检孔推出双层套管中的毛刷（远端填塞聚乙二醇），刷取脓性分泌物，采样后将毛刷回收入双层套管并退出纤维支气管镜，用无菌剪刀剪断毛刷，置于含1ml生理盐水的无菌容器中（仅供需氧培养），快速送检。④支气

管活检标本采集方法：将活检钳推入所选择的病变区，打开活检钳在患者呼气末关闭活检钳取得标本，将标本放入2ml的无菌生理盐水中，立即送检。

3.标识及申请单

（1）标本盒上的标签要求有唯一标识号或条码，注明痰标本采集时间和检测目的。

（2）申请单除应包括患者基本信息外，注明患者的临床诊断、症状、是否使用了抗微生物药物、检测目的，标识普通培养、抗酸杆菌或真菌培养。一定要注明标本采集时间。

4.运送和保存

（1）标本采集后需尽快送到实验室，不能超过2h。

（2）不能及时送达或待处理标本应置于2~8℃冰箱保存（疑为肺炎链球菌和流感嗜血杆菌等苛养菌不在此列），以免杂菌生长，但不能超过24h。

（3）安全防护：放标本的容器必须防漏，禁止将渗漏的标本送至临床微生物实验室。对可疑烈性呼吸道传染病（如SARS、肺炭疽、肺鼠疫等）的患者标本，在采集、运送或保存过程中必须注意生物安全保护。

5.实验室拒收标准

显微镜下细胞学检查发现标本受口咽部菌群污染；没有标签或标签贴错；标识信息不明，未提供采集时间；超过2h送达实验室，且没有正确保存的标本；运送容器选择不当或有渗漏；同一天同一项目重复送检的标本，实验室应拒收。

针对特殊病原体，重症医生应当与检验科医生充分沟通。

（1）延长培养时间，如重症患者血液标本怀疑巴尔通体、布鲁菌、弗朗西斯菌等引起的感染，重症患者呼吸道标本怀疑诺卡菌引起的感染等。

（2）通过重症医生与微生物室专家患者病情沟通，考虑选择专用培养基。如血液中怀疑分枝杆菌感染宜选择专用的分枝杆菌培养瓶。

（3）考虑选择特殊的气体和温度环境要求。如脑膜炎奈瑟菌和淋病奈瑟菌等需要CO_2环境，弯曲菌和幽门螺杆菌培养需要微需氧环境；怀疑双相真菌感染，宜同时选择25℃和37℃两个温度进行培养。

（4）重症患者考虑特定感染宜同时进行厌氧培养。如肝脓肿等封闭脓肿、腹膜炎、腹腔感染和糖尿病足感染等。

（5）活菌培养在后期药敏实验，病原菌的同源、进化、毒力、耐药性等研究上都有重要意义，不可以放弃。

（三）手术部位感染标本采集及运送标准操作规程

1. 一般原则

（1）在抗菌药物使用前，且仅在有临床感染症状或伤口恶化成长期不能愈合时采集标本。

（2）闭合伤口和穿刺物标本：消毒方法同血培养标本的皮肤消毒（见“血培养标本采集、运送标准操作规程”）。

（3）开放伤口：无菌生理盐水充分冲洗伤口部位。不可用消毒剂。

（4）采集新鲜的感染组织，避免采集浅表的组织碎屑。

（5）若可以采集穿刺物或活检标本，应避免拭子标本。

2. 容器

（1）较大的标本：含有少量生理盐水的带螺纹口的无菌塑料容器。

（2）标本较小：MW&E TRANSWAB运输培养基，适用于需氧和厌氧菌。

3. 采集方法

（1）封闭性脓肿：注射器穿刺抽取脓液。若无法抽到脓液，应先皮下注射少量无菌生理盐水，再穿刺抽吸脓液打入厌氧菌血培养瓶中。

（2）组织和活检标本：采集足够大的组织，避免在坏死区域采集。将小块的组织放在运输培养基内；较大的放在无菌容器中，并加入少量无菌生理盐水。

（3）开放伤口：无菌生理盐水彻底冲洗浅表部位，去除表面的渗出物和碎屑。用拭子深入伤口的基底部或伤口－正常组织边缘部采集两个标本，分别用于培养和革兰染色。

4. 标本的识别

填写患者信息、标本类型（深部组织、浅表组织、脓肿和穿刺物等）、标本的来源（腹腔、腿和上臂等），记录标本采集的日期和时间及是否在使用抗菌药物前采集，选择检查项目（需氧培养或厌氧培养）。

5. 标本的送检

为了更好地分离病原菌，标本应在采集后的30min内送到实验室。送检时应保持标本的湿润（尽量采用培养基，组织可以在生理盐水中）。在送检前或运送过程中，禁止将标本放于冰箱。若不能及时送检，运输培养基中标本应室温保存，但最长不可超过24h。

（四）尿液标本采集和运送标准操作规程

1. 采集时机

宜采集抗菌药物使用之前的清晨第一次尿液。

2. 采集方法

（1）清洁中段尿：①女性：采样前用肥皂水或0.1%的高锰酸钾溶液等冲洗外阴，用手指分开阴唇，弃其前段尿，不终止排尿，留取中段尿10~20ml于无菌容器内。②男性：采样前用肥皂水或0.05%~0.1%的聚维酮碘（碘伏）溶液等消毒液清洗尿道口，擦干后上翻包皮，弃其前段尿，不终止排尿，留取中段尿10~20ml于无菌容器内

（2）耻骨上膀胱穿刺：主要是厌氧菌培养或留取标本困难的婴儿、脊柱损伤患者的尿液采集。先用0.25%的聚维酮碘溶液等消毒液消毒穿刺部位的皮肤，然后使用无菌注射器直接从耻骨联合与脐连线上高于耻骨联合2cm处刺入膀胱吸取尿液10~20ml于无菌容器内。

（3）导尿管尿：①直接导尿法：使用0.05%~0.1%的聚维酮碘溶液等消毒剂消毒会阴局部，用导尿管直接经尿道插入膀胱，先弃其前段尿液约15ml，再留取中段尿液10~20ml于无菌容器内。②留置导尿管法：医院内尿路感染中，临床最常用此法。采集前先夹住导尿管，采集时则松管弃其前段尿液，使用0.25%~0.5%的聚维酮碘溶液等消毒剂消毒导尿管的采样部位，使用无菌注射器斜刺入导尿管（从采样或靠近尿道的导尿管管壁）抽取10~20ml尿液于无菌容器内。

（4）小儿收集包：对于无自控能力的小儿应用收集包采集尿液，这种装置很难避免会阴部菌群污染产生假阳性，所以只有在检验结果为阴性时才有意义。如果检验结果为阳性，应结合临床进行分析，必要时可使用耻骨上膀胱穿刺或导尿法留取尿液进行复检。

（5）标本运送：标本采集后应及时送检并接种，室温下保存时间不应超过2h（夏季保存时间应适当缩短或冷藏保存）。如果不能及时运送或接种，应4℃冷藏，但保存时间也不应超过8h。

2. 注意事项

（1）不应从集尿袋中采集尿液。

（2）尿液中不应加防腐剂或消毒剂。

（3）若尿液培养前患者曾使用抗菌药物，应反复多次送检。

（4）多次采集或24h尿不应用于尿液培养。

（5）除非进行流行病学调查，否则不应对长期留置导尿管患者常规进行尿液培养。

第十四章　ICU医院感染操作规程

第一节　成人医院内获得性肺炎预防与控制标准操作规程

一、概念

1. 医院获得性肺炎（HAP）

指住院患者没有接受有创机械通气，未处于病原感染潜伏期，而于入院48h后新发生的肺炎，是我国最常见的医院内感染类型。

2. 术后肺炎

指外科手术患者在术后30天内新发的肺炎，包括出院后但在术后30天内发生的肺炎。

二、操作规程

（1）预防因进食导致的误吸。建议每日检查胃管位置是否合适。若无禁忌证，应将床头抬高约30°，合理喂养。对于重症及术后吞咽困难患者，无禁忌证时早期宜肠内营养、间断喂养。

（2）使用口腔护理预防或调节口咽部细菌定植。首选使用含有氯己定成分的护理液。用牙刷刷洗或冲洗器进行冲洗均可，6~8h一次。择期手术患者，术前一周即应保持口腔清洁。

（3）加强患者管理：积极治疗基础疾病，去除危险因素，针对器官移植、粒细胞减少等严重功能抑制患者进行保护性隔离，对多重耐药菌感染/定制患者采取接触隔离。术后患者如无禁忌证，应尽早下床。

（4）医务人员、其他工作人员及陪护人员均应严格执行手卫生。

（5）保持环境、器械清洁。关注高频接触物体表面的清洁消毒，进行吸痰等操作后及时对周边环境进行清洁消毒。关注吸痰设备、吸氧设施、听诊器等的清洁与消毒。

第二节　呼吸机相关性肺炎预防与控制标准操作规程

一、概念

呼吸机相关性肺炎（VAP）指气管插管或器官切开患者接受机械通气48h后所发生的肺炎，包括机械通气撤机、拔管后48h内出现的肺炎。

二、操作规程

（1）严格掌握气管插管或切开适应证，减少不必要的插管。如病情许可，优先考虑无创呼吸机支持治疗。如要插管，尽量使用经口气管插管。

（2）每日评估有创机械通气或气管插管的必要性。

（3）如无禁忌证，应将床头抬高约30°。

（4）口腔护理：对存在HAP高危因素的患者，建议使用洗必泰漱口或口腔冲洗，每2~6h一次。

（5）尽早停用镇静剂：每日评估使用镇静剂的必要性，尽早停用。使用镇静剂的患者每日应唤醒并实施自主呼吸试验。应特

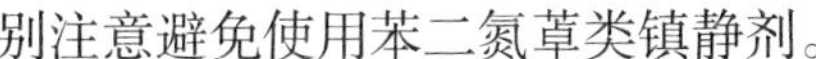

别注意避免使用苯二氮䓬类镇静剂。

（6）强烈建议预测有创同期时间超过48h或72h的患者使用气囊上方带分泌物吸引管的气管插管。气囊放气或拔出气管插管前应清除气囊上方及口腔内的分泌物。建议保持气管插管气囊压力在20cmH_2O以上。

（7）吸痰时应严格遵守无菌操作原则，吸痰前后，医务人员应做好手卫生。

（8）加强呼吸机管路及其他附件的消毒。呼吸机外壳及面板应每天清洁消毒1~2次。呼吸机外部管路及配件一人一用一消毒或灭菌。呼吸机螺纹管和湿化器有明显分泌物时应及时更换；螺纹管冷凝水应及时倾倒，不可使冷凝水流向患者气道；湿化器添加水时应使用无菌用水，每天更换，内部管路消毒遵照厂家说明。

（9）遵守无菌操作原则，吸痰管一用一更换。吸痰结束后应及时对环境进行清洁消毒。

（10）应对医务人员，包括护工，定期进行有关预防措施的教育培训。

第三节　中央导管相关血流感染预防与控制标准操作规程

一、概念

中央导管相关血流感染是指患者留置中央导管期间或拔出中央导管48h内发生的原发性且与其他部位存在的感染无关的血流感染。

二、置管操作

（1）深静脉置管时应遵循最大限度的无菌屏障要求。插管部位应铺大无菌单。操作人员应戴圆帽、医用外科口罩，穿无菌手术衣。认真执行手消毒程序，戴外科手套，置管过程中手套意外破损应立即更换。

（2）根据患者情况评估后，选择合适的穿刺点。成人应首选锁骨下静脉，尽量避免使用股静脉，条件允许时应在超声引导下进行置管操作。

（3）宜采用0.05%~0.1%的聚维酮碘（碘伏）棉球消毒穿刺点皮肤，消毒中心点向外10cm×10cm的皮肤范围，消毒剂干燥后再进行置管操作。

（4）患有疖肿、湿疹等皮肤病，患感冒等呼吸道疾病的工作人员，在未治愈前不应进行插管操作。

三、导管维护

（1）应用无菌透明专用贴膜或无菌纱布覆盖穿刺点，但多汗、渗血明显患者应选用无菌纱布。

（2）应定期更换穿刺点覆盖的敷料。更换间隔时间：无菌纱布2天、专用贴膜5~7天。但敷料出现潮湿、松动、可见污染时，应立即更换。

（3）接触导管接口或更换敷料时，应严格执行手卫生操作，并戴检查手套。但不能以戴手套代替手卫生操作。

（4）保持三通锁闭清洁，如有血迹等污染应立即更换。

（5）患者擦身时应注意对导管的保护，不要将导管浸入水中。

（6）输液管更换不宜过频，不用于输血、血制品和脂肪乳的给药装置，更换周期不必小于96h，但应至少7天更换一次。但在输入血或血制品、脂肪乳剂后，或停止输液时，应及时更换。

（7）怀疑导管相关感染时，应考虑拔除导管，对导管尖端培养，但不要为预防感染而定期更换导管。

（8）应每天评价留置导管的必要性。对无菌操作不严的紧急置管，应在48h内更换导管，选择另外的穿刺点。

四、培训与管理

（1）置管人员和导管护理人员应持续接受导管操作和感染预防相关知识的培训，并熟练掌握相关操作技能，严格遵循无菌操作原则。

（2）定期公布导管相关血流感染（CLABSI）的发生率。

五、循证医学不推荐的预防措施

（1）常规对拔除的导管尖端进行细菌培养。

（2）在穿刺部位局部涂含抗菌药物的药膏。

（3）常规使用抗菌药物封管或全身用抗生素来预防CLABSI。

（4）定期更换中心静脉导管和动脉导管。

（5）常规通过导丝更换非隧道式导管。

（6）在中心静脉导管内放置过滤器预防CRBSI。

第四节　导尿管相关性尿路感染预防与控制标准操作规程

一、概念

导尿管相关性尿路感染（CAUTI）是指患者留置导尿管期间

或拔出导尿管后48h内发生的尿路感染。

二、操作规程

（一）插管前

（1）严格掌握留置导尿管的适应证，应避免不必要的留置尿管。

（2）仔细检查无菌导尿包。过期、外包装破损、潮湿的导尿包不应使用。

（3）根据患者的年龄、性别、尿道情况选择合适的导尿管口径、类型。成年男性宜选用16F，女性宜选用14F。

（4）对留置尿管患者，应采取密闭式引流系统。

（二）插管时

（1）置管时、进行导尿管维护及任何操作前后，均应严格执行手卫生。

（2）置管时遵循无菌技术，包括使用无菌手套、铺巾等。

（三）插管后

（1）悬垂集尿袋保持低于膀胱水平，并及时清空袋中尿液。

（2）保持尿液引流系统通畅和完整，不应轻易打开导尿管与集尿袋的接口。

（3）不应常规使用消毒剂或抗菌药物进行膀胱冲洗或灌注来预防尿路感染。

（4）合理留取标本：收集少量新鲜尿液样本，消毒剂消毒后，通过无针采样口用无菌针/套管接头抽取尿液。

（5）保持尿道口清洁。每日清洁尿道口，可选择温开水、生理盐水等进行清洁。大便失禁的患者清洁以后应消毒尿道周围。

（6）患者洗澡或擦身时应注意对导尿管的保护，不应将导尿管浸入水中。

（7）导尿管不慎脱落或密闭系统被破坏时，应更换导尿管。

（8）疑似出现尿路感染而需要抗菌药物治疗时，应先更换导尿管。

（9）长期留置导尿管的患者，没有充分证据表明定期更换导尿管可以预防导尿管相关感染时，不提倡频繁更换导尿管。建议更换频率为2周1次，普通集尿袋每周2次，精密集尿袋每周1次。

（10）应每天评价留置导尿管的必要性，尽早拔除导尿管。

（四）其他预防措施

（1）定期对医务人员进行宣教。

（2）定期公布导尿管相关性尿路感染发生率。

第五节　手术部位感染与控制标准操作规程

（一）术前

（1）沐浴。术前一晚或更早时间沐浴或擦浴，使用普通肥皂或抗菌皂均可。

（2）根据指南合理预防性应用抗菌药物。针对书中可能的污染选择抗菌药物，术前30~60min给药，并考虑药物半衰期及药物药效学及药代动力学。

（3）不应常规术区去毛，如确需去毛，应使用剪刀剪毛，不应使用刀片刮毛。在临近手术时去毛。

（4）使用含乙醇的消毒液进行术区皮肤消毒。

（5）外科手消毒。参照医务人员外科手消毒标准操作规程。

（6）鼻部携带金黄色葡萄球菌的成年患者术前宜去定植。

（7）成年患者择期结肠/直肠手术时宜机械性肠道准备联合口服抗菌药物。

（二）术中

（1）围手术期氧疗。全身麻醉且肺功能良好的成年患者，应在术中给予吸氧。如果可行，术后立即给予2~6h氧疗。

（2）维持正常体温。使用保温装置保温。冲洗液、输液、输血宜加温至37℃左右。

（3）血糖控制。血糖水平应＜11.1mmol/L

（4）保持术中空气清洁。减少术中手术门开关频次。限制参观人数。

（5）严格遵循无菌操作。使用最大无菌屏障，严格执行无菌操作，动作轻柔，缝合不留死腔。

（6）使用抗菌缝线。

（三）术后

（1）尽早拔出引流管。

（2）换药或接触引流管等操作时，严格执行手卫生及无菌操作规程。

第六节　ICU环境管理

一、基本要求

（1）污染的环境应先去污染，彻底清洁，再消毒。

（2）清洁工具应标识清楚、分区使用，使用后清洗、消毒、晾干、分类放置。

（3）清洗消毒人员应接受消毒隔离基本知识培训。

（4）清洗消毒人员工作时应做好个人防护。

二、空气

（一）普通ICU

（1）保持空气清新，每天应开窗2~3次，每次不少于30min。

（2）不建议对空气进行常规消毒。自然通风条件受限时，有人的情况下应使用对人体无毒无害且可连续消毒的方法。无人情况下可选用紫外线照射消毒。

（二）洁净ICU

（1）使用中应每日自检正负压1~2次。在门缝处采用烟柱、飘带，观察气流方向。精确的压差应使用仪器测量。

（2）使用中应每日监测温度、湿度各1~2次。

（3）定期对空气细菌落总数进行监测，每季度不少于1次。

三、墙面和门窗

定期使用清洁水湿式擦拭，保持墙面和门窗清洁、干燥。有血液、体液、分泌物、排泄物污染时，先除污染，再清洁、消毒。

四、物体表面

应使用消毒剂对卫生间、污物处置间、洗手池等台面进行清洁消毒、每日至少1次。有污染时，先去除污染，再清洁、消毒。

五、地面

所有地面，包括医疗区域、医疗辅助用房区域和污物处理区等，应使用清水或清洁剂湿式擦拭，每日至少2次。有血液、体液、分泌物、排泄物、呕吐物污染时，先去除污染，再清洁消毒。有多重耐药菌等医院感染暴发或流行时，应使用消毒剂擦拭，每班不少于1次。

六、其他

（1）不宜在室内摆放干花和鲜花、盆栽植物。

（2）不宜在室内或走廊铺设地毯。

第七节　ICU人员管理

一、医务人员

（1）应根据床位设置配备足够数量的医生和护士，医生、护士人数与床位数比例应分别达到0.8：1和3：1。

（2）医务人员上岗前应接受消毒隔离、常见医院感染预防与控制等基本知识培训，工勤人员上岗前应接受消毒隔离等基本知识培训。上岗后应接受医院继续教育培训。

（3）疑有呼吸道感染、腹泻等可传播的感染性疾病时，应避免接触患者。

（4）上岗前应接种乙肝疫苗，每年注射流感疫苗。

（5）进入工作区应着清洁的工作服，洗手或进行手消毒。

二、患者

（1）经接触传染、飞沫传染和空气传播的感染患者应与其他患者分开安置。

（2）经空气传播的感染患者应收治在单间负压室。条件受限时，单间普通病室与病区走廊之间应有缓冲间。

（3）经飞沫传播的感染患者应收治在单间病室，病室与走廊之间应有缓冲间；条件受限时，病室与病室走廊之间应有实际屏障。

（4）经接触传播的感染或定植患者应收治在单间病房。条件受限时，宜收治在相对独立的区域，病床之间距离≥1.1m，并拉上床边的围帘。

三、探视人员

（1）应以宣传册、小册子等多种形式向探视人员介绍医院感染预防与控制的基本知识，如手卫生、呼吸卫生（咳嗽）礼仪。

（2）应尽可能减少不必要的探视，疑有呼吸道感染、腹泻等可传播的感染性疾病的人群、婴幼儿杜绝探视。社区感染性疾病暴发时谢绝探视。

（3）应指导探视人员探视前后洗手或进行手消毒，必要时根据疾病的传播途径指导额外的防护措施。

第八节　ICU物品清洁消毒标准操作规程

（1）必须遵守消毒灭菌原则，进入人体组织或无菌器官的医疗用品必须灭菌，接触完整皮肤黏膜的器具必须消毒。

（2）用过的医疗器械和物品，应先除去污染，彻底清洗干净后再消毒或灭菌。

（3）各种诊疗器械、器具和物品使用后应终末清洁消毒，使用中应定期清洁消毒，污染时随时清洁消毒。

（4）所有医疗器械在检修前应先消毒处理。

（5）应根据物品的性能选用物理或化学方法进行消毒灭菌，首选物理消毒灭菌方法。

（6）呼吸机面板、监护仪面板、微量注射泵、输液泵等高频接触的仪器表面应使用消毒剂擦拭，每日不少于2次；有多重耐药菌等医院感染暴发或流行时，每班不少于1次。呼吸机外壳、监护仪外壳等高频接触的各种仪器表面应使用消毒剂擦拭，每天不少于1次。

（7）可复用的呼吸机螺纹管、雾化器、湿化罐、湿化瓶、咽喉镜等诊疗器械、器具和物品使用后置于封闭的容器中，由消毒供应中心集中回收处理。若被阮病毒、气性坏疽等病原体污染或突发不明原因的传染，则应使用双层封闭包装并标明疾病名称，由消毒供应中心单独回收处理。

（8）听诊器、血压计、叩诊锤、电筒、血管钳、剪刀等诊疗器械、器具和物品，应一床一套，定期使用消毒剂擦拭。

（9）经接触传播、空气传播和飞沫传播的感染性疾病患者使用的诊疗器械、器具和物品应专人专用，条件限制应一人一用一消毒。

（10）床栏杆、床旁桌、门把手等患者周围物品表面应使用消毒剂擦拭，每日至少2次。有多重耐药菌等医院感染暴发或流行时，每一班至少1次。护理站台面、病历夹、电话键、键盘、鼠标等应每日擦拭清洁消毒至少1次。

第九节　标准预防

一、基本原则

（1）认定所有血液、体液、分泌物、排泄物（不含汗液）、

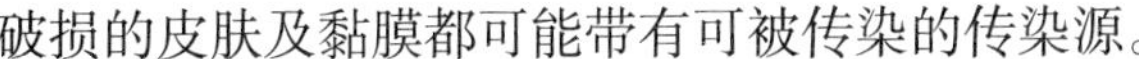

破损的皮肤及黏膜都可能带有可被传染的传染源。

（2）适用于所有医疗机构的所有患者，不论是疑有还是确认有感染的患者。

（3）目的在于预防传染源在医务人员和患者之间传播。

（4）包含如下所述的多项预防感染措施。

二、预防措施

（一）手卫生

尽量避免接触患者周围的物品。手部有血液、体液等可见污染时，应选择皂液和流动水洗手；手部无可见污染时，宜选择含醇的手消毒剂，并遵循《医务人员手卫生基本原则》。

（二）个人防护装备

1.使用原则

（1）有可能发生血液、体液喷溅到面部或污染身体时，应根据需要选择医用外科口罩、护目镜、防护面屏，并穿戴防渗透的隔离衣或围裙。

（2）离开患者的房间或区域前脱卸并丢弃个人防护装备。

（3）脱卸或丢弃个人防护装备过程中避免污染自身与周围物体表面。

2.相关规程

个人防护装备的使用应遵循《手套使用标准操作规程》《隔离衣使用标准操作规程》《面部防护用品使用标准操作规程》《个人防护装备（PPE）穿脱标准操作规程》。

（三）呼吸卫生（咳嗽）礼仪

此策略主要针对呼吸道传染性疾病未确诊的患者及其陪同

亲友，以及所有进入医疗机构伴有呼吸道感染综合征的人员。咳嗽、打喷嚏时应使用纸巾遮掩口鼻，使用后丢弃在免触碰的垃圾桶内。如果病情允许，患者应佩戴医用外科口罩。如果可行，与患者交谈时应保持至少1m的距离。

（四）患者安全

（1）安置患者时应考量是否可能造成传染源传播。在可行的情况下，将有传染他人风险的患者（如有非自制性的分泌物、排泄物或伤口引流的患者，被怀疑有呼吸道或肠道感染的婴儿）单间安置。

（2）安置患者时应掌握如下信息，以便确定患者安置方案。

①患者已知或被怀疑感染的病原体。②影响感染传播的危险因素。③拟安置感染患者的病房或区域，可能造成其他患者发生医院感染的危险因素。④是否有单人房间可用。⑤患者是否可与其他患者共用病房，相同病原体的患者可同室安置。

（五）仪器（设施）和环境

仪器（设施）和环境可能被具感染性的体液所污染，应加强清洁并消毒，尤其是邻近患者的物品和高频接触表面，清洁、消毒频次应较其他区域更高。

（六）织物

患者使用过的织物可能被感染性的体液污染，应以最小抖动的方式处理使用过的被服及布单织物，以避免污染空气、环境物表和人。

（七）安全注射

在使用注射针、代替注射针的套管和静脉输液系统时，应遵循安全注射标准的原则。

第十节　感染性体液污染的仪器（设施）及环境处置原则

一、正确处理被感染性体液污染的仪器（设施）

（1）制定被血液或体液污染的仪器及设施的包装、运送及处理的策略和流程。

（2）高度和中度危险性仪器及设施使用后应先清洗再高水平消毒或灭菌。

（3）清洗消毒人员应根据污染的程度穿戴个人防护设备。

二、正确处理被感染性体液污染的环境

（1）根据患者接触和污染的程度制定常规性或针对性清洁策略和流程。

（2）清洁和消毒被病原体污染的物体表面，尤其是患者周围的区域，如床栏杆、床头柜，以及手频繁接触的物体表面，如门把手、卫生间内或周围的物体表面，应较其他区域进行更频繁的清洁和消毒。

第十一节　安全注射标准操作规程

一、概念

安全注射是指对接受注射者无害，实施注射操作的医护人员不暴露于可避免的危险，注射的废弃物不对他人造成危害。

二、操作规程

（一）药物管理

（1）注射前查看药物的有效期，检查药物有无悬浮物、异物、沉渣等；检查外包装是否完整。疑似有污染的药品不得使用。

（2）抽出的药液和配置好的静脉输注用无菌液体放置时间不得超过2h，启封抽吸的各种溶媒不超过24h。

（3）各种药液宜现用现配。各种血制品、脂肪乳、静脉营养液的管理应遵循相关管理要求。

（4）尽可能使用单剂量注射药品。单剂量注射用药品不得分数次使用。

（5）封管液应单人次单剂量使用。

（二）注射器具管理

（1）注射前查看注射器具是否在有效期内，有无漏气，包装是否完整。

（2）疑似被污染的注射器不得使用。

（3）一次性使用输液器、输血器、输液装置、注射器及其针头等不能重复使用，确保一人一针一管一用。

（4）使用同一溶媒配置不同药液时，必须每次更换未启封的一次性使用无菌注射器和针头抽取溶媒。

（5）多剂量用药时，必须做到一人一管一用。

（三）消毒剂管理

（1）消毒剂应在有效期内使用。

（2）使用安全有效的皮肤消毒剂。

（3）碘伏、复方碘溶液、季铵盐类、氯己定类、皮肤消毒剂

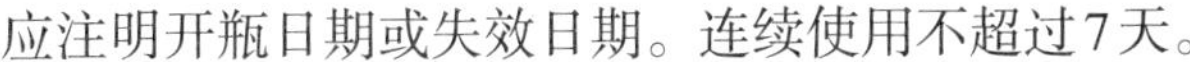

应注明开瓶日期或失效日期。连续使用不超过7天。

（四）无菌操作

（1）严格遵守无菌操作原则。

（2）一人一针一管一用，配药、皮试、胰岛素注射、免疫接种等尽可能使用单剂量注射用药品。

（3）单剂量注射用药品不得分数次使用，多剂量包装药品每次使用时注射针（套管）和注射针筒必须无菌。

（4）应按照厂家建议保存，疑有污染时应立即丢弃。

（5）不得多位患者共用袋装或瓶装静脉输液，避免滥用注射液。

（6）医务人员在配置药物和注射前后应严格执行手卫生，佩戴医用外科口罩或医用口罩。

（7）皮肤消毒应以穿刺点为中心涂擦，至少消毒两遍或遵循消毒剂使用说明书，待自然干燥后方可穿刺。

（五）锐器伤防护

（1）禁止双手回套针帽。如确需回套，则使用单手操作或使用针帽回套装置。

（2）禁止用手分离注射器针头。禁止徒手弯曲、折断注射器针头。

（3）禁止手持注射器随意走动。

（4）注射操作时，应保证充足的光线。

（5）禁止徒手掰安瓿。

（6）发生锐器伤立即规范处置。

（六）医疗废物

（1）锐器盒需防渗漏、防穿透，锐器盒在转运过程中应密闭了避免内容物外漏或溢出。

（2）锐器使用后应立即放入锐器盒中。

（3）锐器盒达到3/4满时应及时关闭。

（4）在所有的可能产生锐器的场所配备锐器盒，锐器盒放置的位置应醒目、方便、高度适宜。

第十二节　接触隔离标准操作规程

一、基本原则

适用于预防通过直接或间接接触患者或患者医疗环境而传播的传染源，如耐甲氧西林金黄色葡萄球菌、耐万古霉素肠球菌、艰难梭菌、诺如病毒等。无论疑似、确诊感染还是定植的患者都应隔离。

二、操作规程

（一）患者安置

（1）应将患者安置于单人病房，条件受限时，应遵循如下原则：①优先安置容易传播感染的患者，如大小便失禁的患者；②将感染或定植相同病原体的患者安置在同一病房。

（2）当需与未感染或定植相同病原体的患者安置于同一病房时，应遵循如下原则：①避免与感染后可能预后不良或容易传播感染的患者安置于同一病房，如免疫功能不全、有开放性伤口或可能长期住院的患者；②床间距应＞1m，并拉上病床边的围帘。

（3）不论同一病房的患者是否都需采取接触隔离，在同一病房内的患者都应更换个人防护装备及执行手卫生。

（二）设立隔离标识

门急诊应尽快将患者安置于检查室或分隔间。

（三）个人防护装备

（1）不论接触患者完整的皮肤还是医疗设备、床栏杆等，都应在进入房间或分隔间时戴手套。

（2）进入病房或分隔间时应穿隔离衣，并于离开患者医疗环境前脱卸隔离衣及执行手卫生。

（3）脱卸隔离衣后，应确保衣服及皮肤不接触污染的环境表面。

（四）患者转运

（1）除非必要，应限制患者在病房外活动及转运。

（2）确需转运时，应覆盖患者的感染或定植部位。

（3）转运前工作人员应执行手卫生并脱卸和丢弃受污染的个人防护装备。

（4）转运到达目的地后，医务人员穿戴干净的个人防护装备处置患者。

（五）医疗装置和仪器（设备）

遵循标准预防的原则处理相关医疗装置和仪器（设备）。一般诊疗用品，如听诊器、血压计、体温计、压舌板、压脉带等应专用，不能专用的医疗装置应在每位患者使用前后进行清洁和消毒。

（六）环境

病房环境表面，尤其是频繁接触的物体表面，如床栏杆、床旁桌、卫生间、门把手及患者周围的物体表面，应经常清洁消毒，每班至少1次。

第十三节　飞沫隔离标准操作规程

一、基本原则

适用于预防通过飞沫传播的传染源，如百日咳杆菌、流感病毒、腺病毒、鼻病毒、脑膜炎双球菌及A群链球菌（特别是使用抗菌药物治疗24h内）等，疑似或确诊感染或定植的患者都应隔离。

二、操作规程

（一）患者安全

（1）应将患者单间安置，条件受限时，应遵循如下原则：①优先安置重度咳嗽且有痰的患者。②将感染或定植相同传染源的患者安置在同一病房。

（2）当需与其他不同传染源的患者安置在同一病房时应遵循如下原则：①避免与感染后可能预后不良或容易传播感染的患者安置于同一房间。②床间距应＞1m，并拉上床边的围帘。③不论同一病房的患者是否都需要采取飞沫隔离，同一病房内不同患者之间都应更换个人防护装备及执行手卫生。

（3）门诊应尽快将患者安置于检查室或分隔间，并且建议患者遵循呼吸卫生（咳嗽）礼仪。

（二）个人防护装备

（1）进入病房或分隔间应戴口罩。

（2）密切接触患者时，除了口罩外，不建议常规佩戴护目装备，例如护目镜或防护面罩。

（三）患者转运

（1）除非必要，应限制患者在病房外活动及转运。

（2）确需转运时，应指导患者戴口罩，并遵循呼吸卫生（咳嗽）礼仪。

（3）如患者已戴口罩，负责转运患者的人员不必戴口罩。

第十四节　空气隔离标准操作规程

一、基本原则

适用于预防通过空气传播的传染源，如麻疹病毒、水痘病毒、结核分枝杆菌、播散性带状疱疹病毒，无论疑似还是确诊感染或定植的患者都应隔离。

二、操作规程

在标准预防的基础上，应采取下列预防措施。

（一）患者安全

（1）应将患者安置于负压病房，负压病房应达到以下要求。①空气交换≥6次/h（现存病房）或≥12次/h（新建或改建病房）。②病房空气可直接排至室外，若排入邻近空间或空气循环系统需经高效滤过。③每日监测、记录负压值，并通过烟柱、飘带等肉眼观察压差。④病房应随时保持关闭。

（2）当负压病房不足时，应尽快将患者转送至有条件的医疗机构。

（二）人员限制

应尽可能安排具有特异性免疫的医务人员进入病房。

（三）个人防护装备

医务人员无论是否具有特异性免疫，当进入病房时，均应佩戴经过密合度测试的N95口罩或医用防护口罩。

（四）患者转运

（1）应尽量限制患者在病房外活动及转运。

（2）确需转运时，应指导患者佩戴外科口罩，并遵循呼吸卫生（咳嗽）礼仪。

（3）应覆盖水痘，或天花，或结核性等皮肤损伤。

第十五节　保护性隔离标准操作规程

一、目的

经异体肝细胞移植患者安置于保护性病房，以减少患者对环境中真菌如曲霉菌属的暴露。

二、操作规程

（一）环境管理

（1）病房环境：①病房送风应经过高效滤过。②病房空气应定向流动，从房间的一侧送风，穿过病床，从房间双侧排风。③病房正压差应达到12.5Pa以上，每日应通过烟柱、飘带等肉眼观察压差。④病房应具有良好的密封性，防止室外空气渗入。⑤空气交换应≥12次/h。

（2）物体表面应光滑、无孔，宜于擦洗。日常应湿式清洁。

（3）走廊和病房不应铺设地毯。

（4）病房内禁止摆放干花和鲜花、盆栽植物。

（二）患者管理

尽量缩短患者在保护性病房外的逗留时间。如必须外出检查，建议佩戴呼吸防护器，如医用防护口罩。

（三）个人防护装备

建筑施工期间，患者离开保护性病房时，如果病情允许，应给患者提供呼吸保护，如医用防护口罩。

（四）隔离措施

（1）对所有患者采取标准预防。

（2）按照疾病的传播途径采取额外预防措施。对病毒性疾病患者采取基于传播途径的预防期限应适当延长。

（3）如果患者没有可疑或确诊感染，则不需要采取屏障预防。

（4）需要保护性隔离的患者若同时由感染了需要空气隔离的疾病（如肺或喉结核、水痘-带状疱疹急性期），应执行空气隔离措施。①保护性病房应保持正压。②在病房与走廊之间应设置缓冲间。病房空气应由独立的排风管道，如果回风则管道中应放置高效滤过器。③如果没有缓冲间，则应将患者置于负压病房，并使用便携式工业空气过滤以加强对真菌孢子的过滤。

第十六节　医务人员手卫生标准操作规程

一、概念

洗手，即医务人员用肥皂（皂液）和流动水，去除手部皮肤污垢和暂居菌的过程。

二、设施

1.流动水。

2.非接触式水龙头开关。

3.清洁剂，宜含有护肤成分和使用一次性包装，重复使用的容器每次用完清洁消毒。若为肥皂，应保持其清洁和干燥。

4.应配备一次性干手纸巾或烘手机，或其他可避免二次污染的干手方法。

三、方法

1.打湿

流动水打湿双手所有皮肤。

2.涂抹

足量皂液涂抹于手全部皮肤。

3.搓揉

搓揉双手至少15s，具体操作步骤如下：第一步：掌心相对，手指并拢，相互搓揉。第二步：手心对手背沿指缝相互搓揉。第三步：掌心相对，双手交叉指缝相互搓揉。第四步：右手握住左手大拇指旋转搓揉，交换进行。第五步：弯曲手指使关节在另一掌心旋转搓揉，交换进行。第六步：将五指并拢在另一手掌心旋转搓揉，交换进行。第七步：必要时增加对手腕的清洗。

4.冲洗

流动水彻底冲洗双手。

5.干燥

一次性干纸巾或烘手机干燥双手。

6.关水

如为手接触式水龙头，应避免污纸或使用一次性干手纸巾关闭水龙头。

第十七节　医用手套使用标准操作规程

一、手套的分类

（一）一次性医用手套

（1）一次性使用灭菌橡胶外科手套应符合GB 7543。
（2）一次性使用医用橡胶手套应符合GB 10213。

（二）可重复性手套

（1）橡胶耐油手套应符合AQ 6101，为接触矿物油、植物油及脂肪族的各种溶剂时戴用的手套。

（2）耐酸（碱）手套：应符合AQ 6101，为接触酸碱溶液时戴用的手套。

（3）浸塑手套：应符合GB/T 18843，用于防水、洗涤剂、脏污及轻微机械等伤害，仅适用于清洁工等类似工种戴用。

二、手套的选择

应根据佩戴者可能产生的不良反应以及不同的操作要求，选用不同材质和不同种类的手套。

（一）使用手套的基本原则

应遵循标准预防和接触隔离的原则，不管是否使用手套，均应遵循手卫生指征。

（二）可能发生不良反应的选用原则

（1）应尽量戴用合成橡胶制成的手套，不应戴用天然橡胶制成的手套。

（2）宜选用无粉手套，不宜选用有粉手套。

（三）一次性使用医用手套的使用原则

（1）直接接触患者，应使用一次性医用手套。

（2）清洁环境或医疗设备，应使用一次性医用手套或可重复使用的手套。

（3）一次性医用手套应一次性使用。

（四）外科手套的使用指征

手术操作、阴道分娩、放射介入手术、中心静脉导管、全胃肠外营养和化疗药物准备。

（五）检查手套的使用指征

接触患者的血液、体液、分泌物、排泄物及被体液明显污染的物品时，应使用检查手套。

1. 直接接触

接触血液，接触黏膜组织和破损皮肤，有潜在高传染性、高危险性的微生物；疫情或紧急情况；静脉注射；抽血；静脉导管拔除；妇科检查；非密闭式吸痰。

2. 间接接触

倾倒呕吐物；处理（清洁）器械、废物；清理喷溅的体液。

三、手套使用中的注意事项

（1）戴无菌手套前应进行手卫生操作并确保手部彻底干燥。

（2）尽量选择无粉手套。

（3）一次性医用手套应一次性使用，使用后按照感染性医疗废物处置。

（4）接触实施接触预防措施的患者时，医用手套应最后佩戴，最早摘下。

（5）手套破损或疑有破损时应及时摘下。

（6）不论手套是否污染，摘除后都应实施手卫生。

（7）如果医护人员手部皮肤发生破损，在进行可能接触患者血液、体液的诊疗操作时应佩戴双层手套。

（8）诊疗不同患者时需更换手套。

第十八节　面部防护用品使用标准操作规程

一、适用范围

（1）适用于医务人员进行诊疗、护理操作，患者血液、体液、分泌物等可能喷溅至面部时佩戴。

（2）适用于医务人员为患者进行可能产生气溶胶的操作（如气管插管、心肺复苏、支气管镜检查、吸痰、咽拭子采样）及采用高速设备进行操作（钻、离心等）时佩戴。

（3）适用于消毒供应中心、内镜中心等部门医务人员手工清洗诊疗器械时佩戴。

（4）为确诊或疑似需采取空气预防措施的患者进行气管切开、气管插管、非密闭性吸痰等操作时，应使用全面型防护面罩。

二、根据不同的操作要求选用不同种类的面部防护用品

（一）口罩

1. 外科口罩

符合 YY 0469，为无纺布或复合材料制成，采用系带。3层材

料分别为外层抗水、中层吸附、内层吸湿，并带有鼻夹。能阻止接触直径≥5μm的感染因子，适用于有创操作中阻止血液、体液和飞溅物，以及对经飞沫传播的呼吸道传染病的防护。

2. 医用防护口罩

符合GB 19083，如N95防护口罩，能阻止吸入直径＜5μm的感染因子（如结核杆菌、天花病毒、SARS病毒）和含有传染源的粉尘（如曲霉菌素等真菌孢子），适用于经空气传播的呼吸道传染病防护。

3. 普通医用口罩

符合YZB，为无纺布或复合材料制成，采用松紧带。3层材料分别为外层抗水、中层吸附、内层吸湿，并带有鼻夹。适用于普通环境下卫生护理，不得用于有创操作。

（二）护目镜或防护面罩

符合YY/T 0691以及其他相关标准。

（1）对未被怀疑需要采取空气隔离的患者，如结核杆菌、SARS或出血热病毒感染等的患者进行诊疗、护理操作过程中，患者血液、体液、分泌物等可能发生喷溅时，特别是支气管镜检查、非密闭式吸痰和气管插管时，应使用护目镜或防护面罩。

（2）对怀疑或确认需要采取空气隔离的患者进行支气管镜检查、非密闭式吸痰、气管插管等近距离操作，患者血液、体液、分泌物可能发生喷溅时，应使用全面防护面罩。

（3）接触疑似或确诊SARS、禽流感或大流行流感等患者时应遵循最新感染控制指南。

三、基本要求

（1）佩戴医用防护口罩的人员应进行密合性测试和培训，并选择个人合适的医用防护口罩。面部特征发生明显变化时应重新进行密合性测试。

（2）佩戴时应注意内外和上下之分，防水层朝外，有鼻夹的一侧在上，或按照产品使用说明书使用。

（3）一次性口罩应一次性使用。口罩潮湿后，受到患者血液、体液污染后，应及时更换。

（4）护目镜或防护面罩佩戴前应检查有无破损、变形及其他明显缺陷。一次性使用物品应一次性使用，可复用的护目镜使用前应常规消毒并干燥。

四、佩戴方法

（一）佩戴外科口罩和普通医用口罩的方法

（1）将口罩下方带系于颈后。

（2）将口罩上方带系于头顶上方。

（3）将双手食指尖放在鼻夹上（不要用一只手捏鼻夹），从中间位置开始，用手指向内按压，并逐步向两侧移动，根据鼻梁形状塑造鼻夹。

（4）根据颜面部形状，调整系带的松紧度。

（二）佩戴医用防护口罩的方法

（1）拿出合适的医用防护面罩。

（2）一手托住防护口罩，防水层朝外。

（3）将防护口罩罩住鼻、口及下巴，鼻夹部位向上紧贴面部。

（4）用另一只手将下方系带拉过头顶，放在颈后双耳下。

（5）将上方系带拉至头顶中部。

（6）将双手示指尖放在金属鼻夹上，从中间位置开始，用手指向内按压鼻夹，并分别向两侧移动和按压，根据鼻梁形状塑造鼻夹。

（7）每次佩戴医用防护口罩进入工作区之前，应进行密合性测试。

五、摘除方法

（一）摘除口罩的方法

（1）不要接触口罩前面（污染面）。

（2）先解开下面的系带，再解开上面的系带。

（3）用双手捏住口罩的系带放至指定容器。

（二）摘除护目镜及防护面罩的方法

捏住靠近头部或耳朵的一边摘除，放入指定容器内。

第十九节　医用隔离衣使用标准操作规程

一、适应证

（1）接触经接触传播的感染性确诊患者或疑似患者、定植患者及其周围环境时。

（2）可能受到患者血液、体液、分泌物、排泄物大面积喷溅或污染时。

（3）对实行保护性隔离的患者进行诊疗、护理操作时。

（4）进入ICU、NICU、保护性隔离病房等重点部门，应根据人员进入的目的及与患者接触状况决定是否需要穿隔离衣。

二、隔离衣选用

（一）隔离衣

应符合YY/T 0506.1，后开口，能遮住全部衣服和外露的皮肤。

三、隔离衣穿脱方法

1.穿隔离衣

（1）右手提衣领，左手伸入袖内，右手将衣领向上拉，露出左手。

（2）用左手持衣领，右手伸入袖内，露出右手，举双手将袖子抖上，注意不要接触面部。

（3）两手持衣领，由领子中央顺着边缘向后系好颈带。

（4）扎好衣袖。

（5）将隔离衣衣边（约在腰下5cm）处渐向前拉，见到边缘捏住。

（6）同法捏住右侧边缘。

（7）双手在背后将衣边对齐。

（8）向一侧折叠，一手按着折叠处，另一手将腰带拉至背后折叠处。

（9）将腰带在背后交叉，回到前面将带子系好。

2.脱隔离衣

（1）重复性使用隔离衣。①解开腰带，在前面打一个活结。②消毒双手。③解开颈后带子。④右手伸入左手腕部袖内，拉下袖子过手。⑤用遮盖着的左手握住右手隔离衣袖子的外面，拉下右手袖子。⑥双手转换逐渐从袖管中退出，脱下隔离衣。⑦左手握住领子，右手将隔离衣两边对齐，污染面向外悬挂于污染区。

如果悬挂于污染区外，则污染面向内。⑧不再使用时，将脱下的隔离衣污染面向内卷成包裹状，丢至指定容器内。

（2）一次性使用隔离衣。①解开腰带，在前面打一个活结。②消毒双手。③解开颈后带子。④双手持带将隔离衣从胸前下拉。⑤右手捏住左衣袖内侧清洁面脱去左袖。⑥左手握住右侧衣领内侧下拉脱下右袖，将隔离衣污染面向内，衣领及衣边卷至中央，放入指定容器。

四、其他管理要求

（1）一次性隔离衣只限在规定区域内穿脱，每次操作后按感染性医疗废物处理，不得重复使用。重复使用的隔离衣应定期清洗、消毒。

（2）穿前应检查隔离衣有无破损，有渗漏或破损时应及时更换。

（3）穿时勿使衣袖触及面部及衣领，脱时应避免污染。

（4）接触多个同类传染病患者时，隔离衣若无明显污染可连续使用。接触疑似患者时，隔离衣或防护服应在每个患者之间更换。

（5）隔离衣或防护服被患者血液、体液或其他污物污染时，应及时更换。

第二十节　医用防护服使用标准操作规程

一、适应证

（1）适用于临床医务人员接触甲类或按照甲类管理的传染病确诊或疑似病例时穿戴。

（2）适用于医务人员接触SARS等部分经空气或飞沫传播的传染病患者时穿戴，具体防护情况遵循最新感染控制指南。

（3）适用于医务人员直接接触埃博拉病毒感染或可能接触患者或患者的污染物及污染的环境表面时穿戴。

二、防护服选用

符合GB 19082。

三、防护服穿脱方法

1.穿防护服

连体或分体防护服，应遵循先穿下衣，再穿上衣，戴帽子，最后拉上拉锁的顺序。

2.脱防护服

（1）先将拉链拉到底。

（2）向上提拉帽子，使头部脱离帽子。

（3）脱袖子，从上向下将污染面向内脱边袖。

（4）脱下后放入指定容器内。

四、注意事项

（1）穿防护服前应全面检查防护服有无破损，并选择型号合适的防护服。

（2）防护服被患者血液、体液等污染物污染时，应及时更换。

（3）防护服应一次性使用，用后按感染性废物处理。

（4）防护服应在返回半污染区前的缓冲区内脱卸，长筒鞋套应随防护服一起脱下。

（5）脱防护服时，动作应轻柔、熟练，确保没有未穿戴个人防护用品的人员在场，以免对他人及周围环境造成污染。

第二十一节　痰标本采集与运送标准操作规程

一、采集目的

一般可用于普通细菌、分枝杆菌、真菌和军团菌的涂片或培养检测，经气管穿刺吸引物可用于厌氧菌的检测。

二、一般原则

1.采集标本的最佳时机应在使用抗菌药物之前。

2.宜采集清晨第二口痰液。

3.对于普通细菌性肺炎，痰标本送检每天1次，连续2~3天。不建议24h内多次采样送检，除非痰液外观现状出现改变。

4.怀疑分枝杆菌感染者，应连续收集3天清晨痰液送检。

三、采集方法

（一）自然咳痰法与雾化导痰法

（1）用物准备：无菌容器（盒）、生理盐水（250ml或500ml）。

（2）核对患者床号、姓名等。

（3）无痰或痰量极少者可用3%~5%氯化钠溶液5ml雾化吸入约5min后留取痰。

（4）如有可能，应在医护人员直视下留取清晨第二口痰。嘱咐患者留取前摘去牙托，清洗口腔，如刷牙后反复用生理盐水漱口；深吸气后用力自气管深部咳出痰液，置无菌容器内。应尽可能防止唾液及鼻咽部分泌物混入样品，不应用纸巾包裹痰液。

（二）支气管镜法

鼻腔口腔插入支气管镜。常用采集方法有经支气管镜吸引、支气管肺泡灌洗、防污染毛刷采样或防污染支气管肺泡灌洗等。

（三）经人工气管吸引法

1.用物准备：负压吸引器、生理盐水、一次性吸痰管、无菌手套、无菌容器（试管）。

2.核对患者床号、姓名等。

3.将患者头部转向操作者一侧。

4.进行手卫生操作后将一次性吸痰管末端拆开，连接吸引器，调节吸引器至适宜负压（成人：40.0~53.3kpa；小儿：＜40.0kpa）。

5.将一次性吸痰管外包装去除，戴手套持吸痰管吸取生理盐水，检查管道是否通畅。

6.折叠一次性吸痰管末端，插入口腔或鼻腔或人工气道至适宜深度，放开吸痰管末端，轻柔、灵活、迅速地左右旋转上提吸痰管吸痰。见吸痰管内有痰液吸出，即折叠一次性吸痰管退出，将一次性吸痰管与吸引器分离（使用人工呼吸机者，一次吸痰时间不超过15s，吸痰前后需吸入高浓度氧气1~2min）。将痰液注入无菌容器（试管）内，如痰液黏稠，可用一次性针筒向吸痰管末端注入少量生理盐水，将痰液冲入无菌容器（试管）内。

三、运送和保存

应在2h之内送至实验室，否则应4℃冷藏，但放置时间不可超过24h。

第二十二节　医用织物收集、运送标准操作规程

一、适用范围

适用于医疗机构洗衣房及社会化洗涤机构收集、运送医用织物时。

二、操作规程

1. 收集

（1）脏污织物和感染性织物分开收集。

（2）收集过程中减少抖动。

（3）确认的感染性织物应在患者床边密闭收集。

（4）感染性织物的收集容器宜为橘红色，有“感染性织物”标识。

（5）脏污织物宜采用有文字或颜色标识的可重复使用的专用布袋或包装箱，也可用一次性专用塑料袋盛装。

（6）盛装使用后医用织物的包装袋应扎带封口，包装箱应加盖密闭。

2. 运送

（1）使用后的医用织物运送工具与清洁织物的运送工具不能交叉使用。

（2）运送时应确保运送容器密闭。

3. 储存

（1）使用后医用织物与清洁织物分区放置，标识明显。

（2）清洁织物的存放架或柜应距离地面高度20~25cm，离墙5~10cm，距天花板≥50cm。

（3）使用后的织物暂存时间不能超过48h。

（4）清洁织物在储存过程中如被污染应重新清洁消毒。

第二十三节 医院感染病例监测标准操作规程

一、监测方法

（1）主管医生主动上报

（2）查看相关临床资料，包括微生物、生化、影像学检测等。

（3）查看住院患者病例并询问患者。

（4）医院感染信息监测系统根据设定规则预警。

二、监测内容

（1）患者标识及基本信息：住院号、姓名、性别、年龄等。

（2）患者的住院信息：病室、床号、入院及出院日期、入院及出院诊断等。

（3）医院感染信息：感染发生的日期、部位、诊断等。

（4）医院感染危险因素：呼吸机使用、中心静脉置管、泌尿道插等侵入性操作，以及放化疗、使用免疫抑制剂。

（5）手术情况：手术日期、手术名称、手术开始和结束时间、手术参与者、切口类型、麻醉方式、麻醉者、麻醉评分、术中出血量、是否急诊手术。

（6）病原学监测情况：送检标本类型、送检日期、病原体名称、药敏试验结果等。

（7）抗菌药物使用情况：药物名称、剂量、用法、给药途径、起止时间等。

三、统计分析与反馈

1.每月统计科室医院感染发生率、感染类型、漏报情况等。

2.定期召开感染病例讨论会，对感染诊断疑难病例进行讨论。

3.针对感染相关危险因素给予风险评估及下一步工作计划。

第二十四节　艰难梭菌预防与控制标准操作规程

（1）对应用抗菌药物且无其他原因解释的腹泻患者，应及时进行肠镜检查或艰难梭菌毒素测定。

（2）临床微生物实验室或肠镜检查诊断为艰难梭菌感染时，应立即通知相关临床部门和医院感染管理部门。

（3）临床部门在接到报告后，应立即对该患者下达“接触隔离”的长期医嘱单，并通知护士长实施如下预防和控制感染传播的措施。

（4）应设立醒目的蓝色隔离标志，并通报全科医务人员知晓，以防止艰难梭菌的交叉传播。

（5）应严格实行接触隔离，具体内容详见《接触隔离标准操作规程》。

（6）医务人员应相对固定，包括护工和保洁人员。

（7）强化医务人员及工勤人员的手卫生管理，接触患者时应戴手套，接触患者前后、接触患者周围环境后、摘手套后立即洗手及手卫生消毒。乙醇对艰难梭菌无很好的杀菌效果，故不能使用单纯含乙醇的快速手消毒液进行手卫生操作。

（8）加强诊疗环境的卫生管理。使用专用的物品进行清洁和消毒，对于患者经常接触的物体表面、设施设备表面应当每天至少进行2次清洁和擦拭消毒。出现或疑似有多重耐药菌感染暴发时，应当增加清洁和消毒频次。被患者血液、体液污染之处应立即消毒。艰难梭菌为有芽孢的厌氧菌，对消毒剂有较强耐受性，使用消毒剂时应配置较高的浓度，如2000mg/L的含氯消毒剂。

（9）患者转诊之前应通知接诊的科室，以便采取相应传播控制措施。

（10）患者标本连续2次（间隔应大于24h）耐药菌培养阴性或感染已经痊愈但无标本可送，方可解除隔离。

（11）加强抗菌药物的管理。艰难梭菌相关疾病患者应停止使用头孢类、克林霉素及喹诺酮类抗菌药物。推荐治疗性使用为甲硝唑加万古霉素。

第二十五节　围手术期预防性抗菌药物应用标准操作规程

一、预防性应用抗菌药物的指针

（1）具有发生手术部位感染（SSI）的高危因素的手术、手术时间延长和术前美国麻醉协会（ASA）评分＞2分的手术。

（2）容易发生SSI的高危手术：清洁–污染（Ⅱ类）手术及部分污染（Ⅲ类），包括呼吸道、消化道、泌尿生殖道手术，或经以上器官的手术，如经口咽部大手术、经阴道子宫切除术、经直肠前列腺手术，以及开放性骨折或创伤的手术。

（3）感染后果严重的清洁手术：心脏、血管、开颅和门静脉高压症手术以及使用人工材料或人工装置的清洁（Ⅰ类）手术。

（4）污秽–感染（Ⅳ类）手术：属治疗性应用。

二、预防性应用抗菌药物的品种选择

选择的抗菌药物应覆盖常见病原菌，应注意不同部位的常见病原菌的差别以及不同地区与不同年代的耐药性的变迁；应具有良好的药代动力学特征；宜价钱低、毒性小。

心脏、血管外科、乳房、头颈外科、腹外疝、矫形外科、神经外科、胸外科手术（食管、肺）及经口咽部大手术、应用植入物或假肢手术，引发SSI的最主要病原菌为金黄色葡萄球菌和凝固酶阴性葡萄球菌，可使用第一、第二头孢菌素。神经外科及胸外科两类手术可酌情选择头孢曲松，经口咽部大手术和胸外科手术（食管、肺）可以联合使用甲硝唑。

对于胃十二指肠、胆道（不包括经腹腔镜进行）、阑尾、结直肠、泌尿外科以及妇产科手术，引发SSI的病原菌包括肠杆菌科细菌和厌氧菌，应使用第二代头孢菌素类，必要时联合应用甲硝唑或选用具有抗厌氧菌活性抗菌药物。

患者对青霉素过敏，不宜使用头孢菌素时，针对葡萄球菌、链球菌可用克林霉素；针对革兰阴性杆菌可用氨曲南，或二者联合应用。

万古霉素一般不宜用作预防用药，除非已证明有耐甲氧西林金黄色葡萄球菌（MRSA）所致的SSI流行。

喹诺酮类一般不宜用作预防用药。

三、预防性用药的时机与途径

抗菌药物应该在手术前2h内，最好在皮肤切开前半小时内或麻醉诱导开始时静脉给药。

四、预防性用药的次数

到目前为止，没有研究证实多次给药比单次给药有益处。

大多数手术预防性用药时间应＜24h，包括早期急性阑尾炎、急性化脓性阑尾炎、急性单纯性胆囊炎、单纯肠缺血（未穿孔）、胃十二指肠穿孔＜24h和创伤性肠穿孔＜12h者。

下列情况术中应追加使用抗菌药物，包括手术时间＞3h而抗菌药物为短效者、术中失血时间较长和较多者，以及存在能缩短抗菌药物半衰期的情况（如大面积烧伤）。

实体器官移植相关研究尚不充分，但一般推荐心肺移植用药时间为48~72h、肝脏移植48h、肾脏移植使用一剂。

附：相关文献研究

一、Species Distribution and Antibiotic Resistance in East China：2010–2016

Abstract：

Introduction： Infection is the leading cause of sepsis. With the widespread use of broad–spectrum antibiotics， the antibiotic susceptibilities and resistance patterns might be changed. Continued monitoring of local epidemiological data are crucial to reflect current trends and appropriately guide management. We setup a windows–based database， WHONET， recommended by the world health organization （WHO）， to collect all the data about the species distribution and antibiotic resistance from 2010 to 2016 to reflect the current trends. The objective of the present study was to investigate the species distribution and antibiotic resistance among patients in 34 intensive care units （ICUs） in east China.

Methods： A multicenter prospective study was carried out in 34 ICUs from east China from 2010 to 2016. Demography， diagnosis， bacterial distribution and resistance， application of antibiotics， and ICU mortality were filled in a predesigned form. Samples were obtained from the ICU patients over the 6 years. Once obtained， samples were inoculated onto primary isolation culture media, incubated at 37°C for 18–72h. Identification of the bacteria and antibiotic resistance were determined by using Kirby–Bauer method. Data were collected according to the clinical and laboratory standards institute (CLSI) by WHONET, a Windows–based database software recommended by WHO and analyzed by SPSS 20.0.

Results: Out of 61,564 samples, 61,901 clinical isolates of pathogens were recovered from 21,412 patients. The isolated pathogens included Gram–negative bacteria (80.1%, *n*=49,583), Gram–positive bacteria (13.4%, *n*=8,289), and fungi (6.5%, *n*=4,029). The most common five bacteria were A.baumannii, P.aeruginosa, K.pneumoniae, E.coli and S.aureus, respectively. The Enterobacteriaceae bacteria kept a high level of sensitivity to Carbapenems, Piperacillin–tazobactam, Cefoperazone–sulbactam and Amikacin. The resistance rate of E.cloacae, P.mirabilis and E.coli to Cephalasporins was on the rise, whereas that of K.pneumoniae appeared a decreasing trend. A.baumannii remained a high level of resistance rate and on the rise overall including Meropenem and Imipenem. The resistance level of P.aeruginosa was significantly lower than that of A.baumannii. The resistance rate of P.aeruginosa to Meropenem and Imipenem were on the down trend. No Staphylococcus strain was resistant to Vancomycin, Teicoplanin and Linezolid. The drug resistance rates of E.faecium and E.faecalis to Vancomycin respectively were 6.4% and 1.3%, to Teicoplanin 5.0% and 2.1%, and to Linezolid 1.2% and 1.3%. In addition, the detention rate of Candida albicans and Candida species, not albicans appeared generally equal. Amphotericin B kept a high level of sensitivity to fungi. The resistance rate of Candida glabrata to Triazole antifungal medication appeared on the rise.

Conclusions: There has been an increasing trend in the number of isolates in Gram-positive bacteria over the past 6 years. The antibiotic resistance in ICUs from east China is quite severe and underestimated while an increasing trend in resistance for various antibiotics against both Gram-negative and Gram-positive isolates was identified respectively. Methicillin-resistant Staphylococcus bacteria, ESBLs-producing Enterobacteria and multi-drug resistant non-fermented bacteria are commonly found, which indicates the urgency of reinforcing infection control and optimizing antimicrobial therapy in critically ill patients.

Key words: antimicrobial; drug resistance; antimicrobials susceptibility test; critical care

Introduction

Infectious diseases are most commonly found in the intensive care unit (ICU). Drug-resistant bacterial infections are the most challenging of these. With the widespread use of broad-spectrum antibiotics, the antibiotic susceptibilities and resistance patterns of infectious diseases might be changed accordingly. Optimal antibiotic use is crucial in septic patients. Unfortunately, 30% to 60% of the antibiotics used in the ICU were suboptimal, inappropriate and unnecessary. Continued monitoring of local epidemiological data is crucial to reflect current trends and appropriately guide disease management. The CHINET surveillance system has done lots of meaningful work to collect and report the changes and trends in antimicrobial resistance across China.

However, data about the species distributions and antibiotic resistance of infections in local ICUs in East China are limited. Therefore, we aimed to establish a database of the species distributions and antibiotic resistance of infectious diseases in our local ICUs.

Materials and Methods

Bacterial isolates

Clinical isolates from 34 ICUs participating in the Shandong Provincial antimicrobial resistance surveillance network were collected during 2010–2016. All of the pathogens isolated were included in this study.

Antimicrobial susceptibility testing

The susceptibilities were determined by the disk diffusion method in accordance with the Clinical and Laboratory Standards Institute guidelines.

Data acquisition

Data collected from 34 ICUs were recorded by WHONET5.6 software. A database was established in WHONET5.6 for samples from the same hospital with all of the antibiotics used in the antimicrobial susceptibility test selected from the list of antibiotics. Patient name, the sample category, and the pathogen index were stored while documenting the pathogen information. At each participating hospital, databases were updated quarterly, and data from all 34 hospitals were compiled annually.

Analysis

ICUs participating in the Shandong Provincial antimicrobial resistance surveillance network held an annual meeting. The ICU department of Qianfoshan Hospital collected the WHONET databases from the 34 hospitals and carried out statistical analyses, which were shared and discussed during the annual meeting. Supplementary Appendix 1 shows the location of the 34 ICUs in Shandong Province. Table 1 shows the characteristics of the ICUs and patients.

Results

Distribution of isolates

A total of 61, 901 clinical isolates of pathogens, from 61,564 samples, were collected, including sputum samples (76.8%, *n*=47,281), blood cultures (11.3%, *n*=6,956), urine samples (7.5%, *n*=4,617), pyogenic fluids (1.6%, *n*=985), venous catheter (1.5%, *n*=923) and cerebrospinal fluids (1.0%, *n*=615). The ratio of samples had no significant variation during 2010–2016. The 61,901 pathogens included Gram-negative bacteria (80.1%, *n*=49,583), Gram-positive bacteria (13.4%, *n*=8,289) and fungi (6.5%, *n*=4,029).

The 49,583 Gram-negative bacteria included *Acinetobacter baumannii* (32.3%, *n*=15,991), *Pseudomonas aeruginosa* (25.9%, *n*=12,824), *Klebsiella pneumoniae* (17.0%, *n*=8,447), *Escherichia coli* (12.6%, *n*=6,233), *Stenotrophomonas maltophilia* (4.9%, *n*=2,431), *Enterobacter cloacae* (2.9%, *n*=1,430), *Proteus mirabilis* (2.2%, *n*=1,066), *Brukholderia mirabilis* (1.1%, *n*=563) and others (1.1%, *n*=595) .

The 8,289 Gram-positive bacteria included *Staphylococcus aureus* (60.1%, *n*=4,984), *Enterococcus aureus* (20.2%, *n*=1,673), *Staphylococcus epidermidis* (11.3%, *n*=936), *Staphylococcus haemolyticus* (6.0%, *n*=500) and others (2.4%, *n*=196) . The 2033 *Enterococcus aureus* bacteria included *Enterococcus faecium* (71.1%, *n*=1,190) and *Enterococcus faecalis* (28.9%, *n*=483) .

The 4,029 fungi included *Aspergillus* species (0.5%, *n*=20) and *Candida* species (99.5%, *n*=4,009) . The 4,009 *Candida* species included *Candida albicans* (49.9%, *n*=1,999) and non-*albicans* (50.1%, *n*=2010) . The 2010 *non-albicans Candida* species included *Candida tropicalis* (48.9%, *n*=982), *Candida glabrata* (34.6%, *n*=697), *Candida parapsilosis* (11.2%, *n*=225) and *Candida krusei* (5.3%, *n*=106) .

Antimicrobial susceptibility testing

In *Enterobacteriaceae* bacteria, the resistance rate of *Enterobacter cloacae*, *Proteus mirabilis* and *Escherichia coli* to Cephalasporins is on the rise, whereas that of *Klebsiella pneumoniae* appears to be decreasing. The *Enterobacteriaceae* bacteria kept a high level of sensitivity to Carbapenems, Piperacillin-tazobactam, Cefoperazone-sulbactam and Amikacin. Figure 1 shows the variation in resistance rates of the main isolated *Enterobacteriaceae* bacteria, including *Klebsiella pneumoniae*, *Escherichia coli*, *Proteus mirabilis* and *Enterobacter cloacae*, to the main antimicrobial agents during 2010-2016.

In non-fermentative Gram-negative bacteria, the resistance rates of *Acinetobacter baumannii* to minocycline and Cefoperazone-sulbactam were relatively low but on an upward trend, as the resistance rates to these were approximately 25% in the year 2010 and 50% in the year 2016. The resistance rate to other antibiotics was more than 30%. We added Tigecycline to the antimicrobial susceptibility testing starting in 2015, which proved to be the most sensitive agent, at a sensitivity rate of approximately 77%. *Acinetobacter baumannii* maintained a high level of resistance, and its resistance rates were on the rise overall, including towards Meropenem and Imipenem. Conversely, the resistance rate of *Pseudomonas aeruginosa* to Meropenem and Imipenem decreased, and resistance to Amikacin was less than 30%. To other antibacterials, *P. aeruginosa* resistance was more than 30%, with seemingly acceptable sensitivity to Amikacin, Cefoperazine-sulbactam and Levofloxacin. The resistance levels of *Pseudomonas aeruginosa* were significantly lower than those of *Acinetobacter baumannii*. The resistance rates of *Pseudomonas aeruginosa* to all of the main agents tested were lower than 60%, with the lowest being Amikacin (not counting Polymyxin, which was not tested). *Burkholderia cepacia* resistance rates to Piperacillin-tazobactam, Cefoperazine-sulbactam, Ceftazidime, Meropenem and Levofloxacin were less than 30%. Figure 2 shows the variation in the resistance rates of the main isolated non-fermentative Gram-negative bacteria, including *Acinetobacter baumannii*, *Pseudomonas aeruginosa*, *Stenotrophomonas maltophilia* and *Burkholderia cepacia*, to the main antimicrobial agents tested during 2010-2016.

In Gram–positive bacteria, the methicillin–resistant detection rates of *Staphylococcus aureus* and coagulase–negative *staphylococci* were 63.7% and 82.8%, respectively. No *Staphylococcus* strains were resistant to vancomycin, teicoplanin or linezolid. The drug resistance rates of *Enterococcus faecium* and *Enterococcus faecalis* to vancomycin were 6.4% and 1.3%, while the resistance rates to teicoplanin were 5.0% and 2.1%, and the resistance rates to linezolid were 1.2% and 1.3%. Figure 3 shows the variation in the resistance rates of the main isolated Gram–positive bacteria, including *Staphylococcus aureus*, *Staphylococcus epidermidis*, *Enterococcus faecium* and *Enterococcus faecalis*, to the main antimicrobial agents tested during 2010–2016.

Figure 4 pools the rates of the most concerning multi–drug–resistant bacteria in the ICU during 2010–2016, including Methicillin–resistant *Staphylococcus aureus*, extended–spectrum β–lactamase–producing *Escherichia coli* and *Klebsiella pneumoniae*, Imipenem–resistant *Klebsiella pneumoniae*, *Escherichia coli*, *Acinetobacter baumannii* and *Pseudomonas aeruginosa.*

As for fungi, again mostly *Candida* species, the resistance rate of *Candida albicans* and other *Candida* species, as well as non–albicans species, appeared to be generally equal. Amphotericin B maintained a high level of selectivity against fungi. The resistance rate of *Candida albicans* to various types of antifungal medication was less than 10.0% and on a downward trend, while that of *Candida tropicalis* and *Candida glabrata* was less than 25.0%. The resistance rate of *Candida glabrata* to triazole antifungal medication appears to be on the rise.

Discussion

Our research indicated that non–fermentative bacteria are the most commonly isolated pathogens in our ICUs, representing more than 60% of the overall isolates, in comparison with 33% in ICUs in Taiwan. The high proportion of non–fermentative bacteria isolated might be related to the following causes. First, we conducted frequent routine bacterial cultures. The isolated non–fermentative bacteria were, to some extent, colonizations rather than pathogenic bacteria, which might limit the meaning of their prevalence. Also, it should be noted that frequent cultures from the same patients might lead to the same isolates being included in the data collection over and over again. Second, we might have a suboptimal level of infection control. Since non–fermentative bacteria widely exist in the environment, suboptimal hand hygiene might result in the transmission of this type of bacteria. Our results prompted us to improve the hand hygiene and project–related infection control schemes in our ICUs.

From these data, the overall level of resistance to Carbapenems was on the rise. Notably, the resistance of *Acinetobacter baumannii* increased tremendously and rapidly. On the contrary, the resistance of *Pseudomonas aeruginosa* decreased. These results were in accordance with other data nationwide. Carbapenem resistance is a tough problem worldwide. There is a lack of potent and effective antimicrobials to Carbapenem–resistant Gram–negative bacterial infections since such strains are usually extensively drug resistant. As novel potent antibiotics could not be counted on, the prevention of clonal dissemination and the avoidance of Carbapenem overuse are vital to preventing the spread of these bacteria. Surveillance of bacteria distribution and drug resistance is also important.

There are strengths in our study. We conducted a continued, long-period surveillance in our local ICUs and included almost all of the major cities in Shandong Province. The data should be more related to our local clinical conditions in comparison with the surveillances of various medical departments and areas across China. To sum up, we shared the data and held a meeting annually between all member ICUs. Therefore, we kept adequate communication and made efforts to reduce the variations in bacterial cultures, data processing and also infection controls. There are, however, limitations to our study. First, there was no controlled design in this study, so the relations between the variations of bacterial resistance and clinical outcomes were unclear. Second, the data were recorded according to the reports from the microbiology laboratories and no further genetic testing were conducted. The further identification of resistant strains was therefore limited. Third, this study did not make a distinction between pathogenic and colonized bacteria. We reported the isolates; yet, the relations between the isolates and infections were not analyzed in this study. Fourth, we described the distribution and resistance patterns of pathogens in ICUs in our region. However, resistance patterns vary in different wards and regions. Therefore, our results would only offer limited information for physicians elsewhere in China.

Conclusions

The surveillance showed that Gram-negative bacteria, especially non-fermentative Gram-negative strains, are the most commonly isolated in the ICUs in East China. *Acinetobacter baumannii* and *Pseudomonas aeruginosa* are the most commonly isolated bacteria. Non-fermentative Gram-negative bacteria had the highest antimicrobial resistance rates. *Acinetobacter baumannii* had a significantly higher level of resistance to antimicrobial agents than *Pseudomonas aeruginosa*. *Escherichia coli* showed higher antimicrobial resistance than *Klebsiella pneumoniae*. *Enterococcus faecium* showed more resistance toward all antibiotics than *Enterococcus faecalis*.

Financial support and sponsorship

The research was supported by grants from the Medical Science and Technology Development Program of Shandong Province (2017WS363).

Conflicts of interest

There are no conflicts of interest.

References

[1] Arnold HM, Micek ST, Skrupky LP, et al. Antibiotic stewardship in the intensive care unit [J]. Semin Respir Crit Care Med 2011, 32: 215-227.

[2] Laxminarayan R, Duse A, Wattal C, et al. Antibiotic resistance - the need for global solutions [J]. Lancet Infect Dis 2013, 13: 1057-1098.

[3] Luyt CE, Bréchot N, Trouillet JL, et al. Antibiotic stewardship in the intensive care unit [J]. Crit Care 2014, 18: R152.

［4］Bergmans DC，Bonten MJ，Gaillard CA，et al. Indications for antibiotic use in ICU patients：a one-year prospective surveillance［J］. J Antimicrob Chemother 1997，39：527-535.

［5］Roberts JA，Paul SK，Akova M，et al. DALI：defining antibiotic levels in intensive care unit patients：are current beta-lactam antibiotic doses sufficient for critically ill patients?［J］.Clin Infect Dis 2014，58：1072-1083.

［6］Kollef MH. Optimizing antibiotic therapy in the intensive care unit setting［J］. Crit Care 2001，5：189-195.

［7］Kollef MH，Fraser VJ. Antibiotic resistance in the intensive care unit［J］. Ann Intern Med 2001，134：298-314.

［8］Hu FP，Guo Y，Zhu DM，et al.：Resistance trends among clinical isolates in China reported from CHINET surveillance of bacterial resistance，2005-2014［J］. Clin Microbiol Infect 2016，22 Suppl 1：S9-14.

［9］Hu F，Zhu D，Wang F，et al. CHINET 2014 surveillance of bacterial resistance in China［J］. Chin J Infect Chemother 2015；15：401-410.

［10］Zhang Y，Yao Z，Zhan S，et al. Disease burden of intensive care unit-acquired pneumonia in China：a systematic review and meta-analysis［J］. Int J Infect Dis 2014，29：84-90. Clin Microbiol Infect. 2016，22. Suppl 1：S9-14.

［11］Clinical and Laboratory Standards Institute：Performance standards for antimicrobial susceptibility testing. Eighteenth informational supplement document［J］. M100-S18. Wayne，PA：CLSI；2006.

［12］Clinical and Laboratory Standards Institute：Performance

standards for antimicrobial susceptibility testing [J].Twentieth informational supplement document.2010，30：108–114.

[13] Park R，O'Brien TF，Huang SS，et al. Centers for Disease Control and Prevention Epicenters Program：Statistical detection of geographic clusters of resistant Escherichia coli in a regional network with WHONET and SaTScan [J]. Expert Rev Anti Infect Ther. 2016，14：1097–1107.

[14] Manual on antimicrobial resistance and susceptibility testing. Division of emerging and other communicable diseases surveillance and control [J].WHO antimicrobial resistance monitoring programme. WHO，Geneva Sept.1997.

[15] Liu KS，Wang YT，Lai YC，et al. Antimicrobial resistance of bacterial isolates from respiratory care wards in Taiwan：a horizontal surveillance study comparison of the characteristics of nosocomial infection and antimicrobial–resistant bacteria in adult Intensive Care Units and two respiratory care facilities for mechanically ventilated patients at a tertiary care centre in Taiwan [J]. Int J Antimicrob Agents 2011，37：10–15.

[16] Fonguh S，Uwineza A，Catry B，et al. Belgian hand hygiene campaigns in ICU，2005–2015 [J]. Arch Public Health 2016，74：47. eCollection 2016.

[17] Huang HP，Chen B，Wang HY，et al. The efficacy of daily chlorhexidine bathing for preventing healthcare–associated infections in adult intensive care units [J]. Korean J Intern Med 2016，31：1159–1170.

[18] European Centre for Disease Prevention and Control. Annual epidemiological report [J]. Antimicrobial resistance and healthcare–associated infections，2014. Stockholm：ECDC；2014.

[19] Hu F, Chen S, Xu X, et al. Emergence of carbapenem-resistant Enterobacteriaceae clinical isolates from a teaching hospital in Shanghai, China [J]. J Med Microbiol 2012; 61: 132-6.

[20] Chen S, Hu F, Liu Y, et al. Detection and spread of carbapenem-resistant Citrobacter freundii in a teaching hospital in China [J]. Am J Infect Control 2011; 39: e55-60.

[21] Lledo W, Hernandez M, Lopez E, et al. US Centers for Disease Control and Prevention (CDC). Guidance for control of infections with carbapenem-resistant or carbapenemase-producing Enterobacteriaceae in acute care facilities [J]. MMWR Morb Mortal Wkly Rep 2009; 58: 256-260.

[22] Borer A, Saidel-Odes L, Riesenberg K, et al. Attributable mortality rate for carbapenem-resistant Klebsiella pneumoniae bacteremia [J]. Infect Control Hosp Epidemiol 2009; 30: 972-976.

[23] Qin X, Yang Y, Hu F, et al. Hospital clonal dissemination of Enter- obacter aerogenes producing carbapenemase KPC-2 in a Chinese teaching hospital [J]. J Med Microbiol 2014; 63: 222-2.

二、2010年度山东省ICU细菌耐药性监测

摘要：目的 了解2010年山东省30家医院来源于重症医学科（ICU）临床分离病原菌的耐药情况。**方法** 采用纸片扩散法（K–B法）对临床分离菌株进行药敏试验。**结果** 共收集临床分离病原菌10627株，其中革兰氏阴性菌9116株，革兰阳性菌1511株。铜绿假单胞菌对亚胺培南和美罗培南的耐药率分别为56.9%、57.2%，鲍氏不动杆菌对亚胺培南和美罗培南的耐药率分别为81.9%、82.2%。耐甲氧西林金黄色葡萄球菌、表皮葡萄球菌和溶血葡萄球菌的检出率分别为88.6%、84.1%和97.1%。**结论** 山东省ICU临床分离病原菌以革兰氏阴性菌为主，细菌的耐药呈增长趋势，必须加以重视。

关键词： 山东省ICU细菌耐药性监测网；细菌分布；耐药性

细菌耐药性目前已成为全球性的严峻挑战，尤其在重症医学科（ICU）尤为严重。本调查研究2010年山东省30家三级医院ICU临床分离的病原菌耐药性，旨在为临床合理用药提供参考，现报道如下。

1 资料与方法

1.1 细菌来源

山东省各个地区30家三级医院ICU 2010年度收集的临床分离菌株，剔除同一患者重复菌株。

1.2 细菌鉴定

为常规方法鉴定系统。

1.3 药物敏感试验

抗菌药物敏感试验采用纸片扩散法（K–B法）。

1.4 统计分析

用WHONET 5.4软件进行药物敏感性结果的统计分析。

2 结果

2.1 标本种类及细菌类型

共收集临床分离病原菌10627株，其中革兰阴性菌9116株，占85.8%，革兰阳性菌1511株，占14.2%，前五位分别为：铜绿假单胞菌2817株，鲍氏不动杆菌2437株，肺炎克雷伯菌1409株，金黄色葡萄球菌1049株，大肠埃希菌731株。细菌类型见表1。

表1 ICU病原菌构成比（%）

Table 1. Distribution of bacterial species in the ICU（%）

病原菌	株数	构成比
铜绿假单胞菌	2817	26.5
鲍氏不动杆菌	2437	22.9
肺炎克雷伯菌	1409	13.3
金黄色葡萄球菌	1049	9.9
大肠埃希菌	731	6.9
嗜麦芽寡养单胞菌	515	4.8
奇异变形杆菌	214	2.0
黏质沙雷菌	211	2.0
洋葱伯克霍尔德菌	176	1.7
屎肠球菌	159	1.5
表皮葡萄球菌	121	1.1
阴沟肠杆菌	113	1.1
溶血葡萄球菌	108	1.0
黄杆菌属	59	0.5
粪肠球菌	56	0.5
其他	452	4.3
合计	10627	100.0

2.2 主要病原菌对常见抗菌药物的耐药情况

2.2.1 革兰阳性菌

2.2.1.1 葡萄球菌属 分离葡萄球菌属共计1289株，包括金黄色葡萄球菌、表皮葡萄球菌、溶血葡萄球菌和其他葡萄球菌。耐甲氧西林金黄色葡萄球菌、表皮葡萄球菌和溶血葡萄球菌的检出率分别为88.6%、84.1%和97.1%，未发现对万古霉素、替考拉宁和利奈唑胺耐药的葡萄球菌属。主要葡萄球菌属耐药情况见表2。

表2 主要葡萄球菌属对抗菌药物的耐药率(%)

Table 2 Resistance rates of Staphylococcus species(%)

抗菌药物	金黄色葡萄球菌			表皮葡萄球菌			溶血葡萄球菌		
	检测株数	耐药株数	耐药率	检测株数	耐药株数	耐药率	检测株数	耐药株数	耐药率
青霉素	857	849	99.1	63	58	92.1	52	52	100.0
苯唑西林	1024	903	88.2	113	95	84.1	105	102	97.1
头孢唑林	396	351	88.6	58	41	70.7	52	40	76.9
红霉素	1024	915	89.4	113	86	76.1	105	94	89.5
克林霉素	758	572	75.5	54	38	70.4	87	66	75.9
庆大霉素	992	881	88.8	113	57	50.5	105	73	69.5
利福平	1024	732	71.5	113	28	24.8	105	16	15.3
左氧氟沙星	1024	859	83.9	113	55	48.6	105	91	86.7
万古霉素	1024	0.0	0.0	113	0.0	0.0	105	0.0	0.0
替考拉宁	982	0.0	0.0	93	0.0	0.0	82	0.0	0.0
利奈唑胺	982	0.0	0.0	93	0.0	0.0	82	0.0	0.0

注：R.耐药率；I.中介率；S.敏感率。

2.2.1.2 肠球菌属 分离出屎肠球菌属和粪肠球菌属分别为159株和56株，其他肠球菌7株。屎肠球菌和粪肠球菌中分别有3.6%和4.2%对万古霉素耐药，5.2%和2.3%对替考拉宁耐药，未发现对利奈唑胺耐药株。屎肠球菌和粪肠球菌耐药情况见表3。

表3　屎肠球菌和粪肠球菌对抗菌药物的耐药率(%)

Table 3. Resistance rates of Enterococcus species(%)

抗菌药物	屎肠球菌			粪肠球菌		
	检测株数	耐药株数	耐药率	检测株数	耐药株数	耐药率
青霉素	116	101	87.0	41	27	65.9
苯唑西林	140	135	96.4	48	47	97.9
头孢唑林	56	54	94.6	41	29	70.7
红霉素	140	128	91.4	48	42	87.5
克林霉素	26	21	80.8	29	29	100.0
庆大霉素	140	111	79.2	48	32	66.7
利福平	140	103	73.3	48	24	50.0
左氧氟沙星	140	130	92.6	48	32	66.7
万古霉素	140	4	2.9	48	2	4.2
替考拉宁	96	5	5.2	44	1	2.3
利奈唑胺	96	0.0	0.0	44	0.0	0.0

2.2.2.　革兰阴性菌

2.2.2.1　肠杆菌科细菌　肠杆菌科细菌对头孢菌素类抗菌素具有较高的耐药率，耐碳青霉烯类抗生素菌株较少。肠杆菌科细菌的耐药率见表4.表5。

表4　肠杆菌科细菌对抗菌药物的耐药率(%)

Table 4.　Resistance rates of Enterobacteriaceae species(%)

抗菌药物	肺炎克雷伯菌			大肠埃希菌			奇异变形杆菌		
	检测株数	耐药株数	耐药率	检测株数	耐药株数	耐药率	检测株数	耐药株数	耐药率
阿米卡星	1282	429	33.5	711	217	30.5	192	73	38.0
氨曲南	579	414	71.5	282	213	75.5	79	56	70.9
氨苄西林	1184	1154	97.5	543	486	89.5	150	116	77.3

续表

抗菌药物	肺炎克雷伯菌			大肠埃希菌			奇异变形杆菌		
	检测株数	耐药株数	耐药率	检测株数	耐药株数	耐药率	检测株数	耐药株数	耐药率
氨苄西林/舒巴坦	870	690	79.3	330	264	80.0	128	45	35.2
哌拉西林	1282	1050	81.9	371	306	82.5	161	95	59.0
哌拉西林/他唑巴坦	1282	274	21.4	711	82	11.5	192	12	6.5
阿莫西林/克拉维酸	364	205	56.4	162	72	44.4	85	27	31.8
头孢呋辛	719	554	77.1	313	251	80.2	82	30	36.6
头孢曲松	1282	1024	79.9	711	566	79.6	192	137	71.3
头孢他啶	1282	7	61.1	711	448	63.0	192	91	47.4
头孢噻肟	684	511	74.7	251	199	79.3	82	35	42.7
头孢吡肟	1282	813	63.4	711	467	65.7	192	107	55.7
头孢哌酮/舒巴坦	956	193	20.2	565	84	14.8	126	5	4.0
亚胺培南	1282	44	3.4	711	25	3.5	192	7	3.6
美罗培南	956	31	3.2	565	21	3.7	126	4	3.2
环丙沙星	1282	699	54.5	711	551	77.5	192	130	67.7
左氧氟沙星	1282	701	54.7	711	574	80.7	192	127	66.1

表5　肠杆菌科细菌对抗菌药物的耐药率(%)

Table 5.　Resistance rates of Enterobacteriaceae species(%)

抗菌药物	粘质沙雷菌			阴沟肠杆菌		
	检测株数	耐药株数	耐药率	检测株数	耐药株数	耐药率
阿米卡星	198	84	42.4	110	36	32.7
氨曲南	92	36	39.1	55	44	80.0

续表

抗菌药物	粘质沙雷菌			阴沟肠杆菌		
	检测株数	耐药株数	耐药率	检测株数	耐药株数	耐药率
氨苄西林	182	171	94.0	95	90	94.7
氨苄西林/舒巴坦	121	111	91.8	56	50	89.3
哌拉西林	148	103	69.6	52	37	71.1
哌拉西林/他唑巴坦	198	17	8.5	110	19	17.3
阿莫西林/克拉维	37	32	86.5	35	32	91.4
头孢呋辛	36	36	100.0	30	24	80.0
头孢曲松	198	155	78.3	110	84	76.4
头孢他啶	198	66	33.3	110	65	59.1
头孢噻肟	68	49	72.1	38	25	65.8
头孢吡肟	198	72	36.4	110	33	33.3
头孢哌酮/舒巴坦	121	18	14.9	84	15	17.9
亚胺培南	198	2	1.0	110	2	1.8
美罗培南	121	1	0.8	84	2	2.4
环丙沙星	198	111	56.1	110	36	32.7
左氧氟沙星	198	72	36.4	110	33	33.3

2.2.2.2 非发酵菌　非发酵菌对绝大部分抗菌药物具有较高的耐药率，尤其铜绿假单胞菌对亚胺培南和美罗培南的耐药率分别为56.9%、57.2%，鲍氏不动杆菌对亚胺培南和美罗培南的耐药率分别为81.9%、82.2%。主要非发酵菌的耐药率见表6。

表6　主要非发酵菌对抗菌药物的耐药率

Table 6.　Resistance rates of Non-fermentative gram negative organisms（%）

抗菌药物	铜绿假单胞菌			鲍氏不动杆菌			嗜麦芽寡养单胞菌			洋葱伯克霍尔德菌		
	检测株数	耐药株数	耐药率	检测株数	耐药株数	耐药率	检测株数	耐药株数	耐药率	检测株数	耐药株数	耐药率
阿米卡星	2769	1188	42.9	2338	1681	71.9	478	361	75.5	159	125	78.6
氨曲南	1536	938	61.1	656	591	90.1	292	260	89.1	102	78	76.5
氨苄西林	1013	879	86.8	1094	1064	97.3	298	265	88.9	160	141	88.3
氨苄西林/舒巴坦	1252	1134	90.6	1897	1409	74.3	327	294	89.9	109	91	83.5
哌拉西林	2186	1265	57.9	1515	1377	90.9	294	232	78.9	109	35	32.4
哌拉西林/他唑巴坦	2769	1329	48.0	2338	1926	82.4	478	262	54.9	159	29	18.2
阿莫西林/克拉维酸	190	159	83.7	159	140	88.1	153	110	71.9	114	81	71.1
头孢呋辛	164	110	67.1	253	252	99.6	169	167	98.8	…	…	…
头孢曲松	2769	2317	83.4	2338	2244	96.0	478	415	86.8	159	93	58.5
头孢他啶	2769	1288	46.5	2338	1992	85.2	478	290	60.7	159	50	31.5
头孢噻肟	383	329	85.9	824	763	92.6	165	150	90.9	…	…	…

续表

抗菌药物	铜绿假单胞菌			鲍氏不动杆菌			嗜麦芽寡养单胞菌			洋葱伯克霍尔德菌		
	检测株数	耐药株数	耐药率	检测株数	耐药株数	耐药率	检测株数	耐药株数	耐药率	检测株数	耐药株数	耐药率
头孢吡肟	2769	1221	44.1	2338	1952	83.5	478	316	66.1	159	32	20.1
头孢哌酮/舒巴坦	2137	825	38.6	1781	539	30.3	308	84	27.2	134	27	20.5
亚胺培南	2769	1406	50.8	2338	1870	80.0	…	…	…	159	66	41.5
美罗培南	2137	1087	50.9	1781	1402	78.7	308	221	71.9	134	38	28.5
环丙沙星	2769	1376	49.7	2338	2029	86.8	478	225	47.0	159	59	37.1
左氧氟沙星	2769	1556	56.2	2338	2017	86.3	478	52	10.9	159	74	46.5

5 讨论

我们的监测发现，山东省30家三级医院ICU患者所分离病原菌，病原菌以革兰阴性菌为主，与国内学者报道的ICU细菌监测结果相似[1]，但与国外的结果略有不同[2]。革兰阳性菌对苯唑西林的耐药率极高，这提醒我们，应重视耐药革兰阳性菌所导致的感染。我们认为，对于ICU发生的葡萄球菌、肠球菌感染，首选糖肽类抗菌素或利奈唑胺。但应注意，应注意耐糖肽类肠球菌感染的可能。ICU肠杆菌耐药情况非常严重，对β内酰胺类抗菌素复方制剂，具有较好的敏感率，对碳青酶烯类抗菌素具有非常高的敏感率。因此，针对ICU患者发生的肠杆菌感染，可考虑选用β内酰胺类抗菌素复方制剂，对于危重病例，应选用碳青酶烯类抗菌素。非发酵菌在山东省ICU临床分离病原菌中，占重要比重，且耐药严重、耐药机制复杂[3-4]。我们的经验，对于耐药的非发酵菌，应考虑联合用药。

随着ICU感染患者细菌耐药性的显著增加，建立本地区细菌耐药性监测工作，对合理选择有效抗菌药物具有重要的指导作用。

参考文献

[1] 肖永红. Mohnarin 2008年度ICU细菌耐药性监测 [J]. 中华医院感染学杂志，2010，20(16)：2384-2388.

[2] Rhomberg PR，Fritsche TR，Sader HS，et al. Antimicrobial susceptibility pattern comparisons among intensive care unit and general ward Gram-negative isolates from the Meropenem Yearly Susceptibility Test Information Collection Progra (USA) [J]. Diag Microbiol Infect Dis，2006，56：57-62.

[3] Obritsch MD，Fish DN，MacLaren R，et al. National surveillance

of antimicrobial resistance in Pseudomonas aeruginosa isolates obtained from intensive care unit patients from 1993 to 2002 [J] . Antimicrob Agents Chemother，2004，48 (12)：4606–4610.

[4] 邵良荣，邵杰，缪宇锋，等.重症监护病房感染常见革兰阴性杆菌AmpC酶、ESBLs及耐药性的研究 [J] . 中华医院感染学杂志，2009，19(1)：1–3.

[致谢（排名不分先后）：山东大学齐鲁医院（刘寒）、济南军区总医院（李慧丽）、山东大学第二医院（杨红霞）、山东省中医院西院区（赵晓霞）、山东省中医院东院区（范开亮）、山东省胸科医院（郭帅、郭鹏）、济南市中心医院（王少琴）、济南市立四院（路平）、济宁市第一人民医院（高宁）、日照市人民医院（李雷兵）、东营胜利油田总医院（刘健）、东营市人民医院（焦芳芳、武云珍）、滕州市中心医院（宋方强、宋文科）、泰安市中心医院（岳茂奎）、泰山医学院附属医院（侯大鹏）、德州市人民医院（庞国忠、冯有为）、潍坊市人民医院（马晓燕）、淄博市中心医院（马爽）、聊城市人民医院（田锁臣、张丽娜）、菏泽市立医院（张廉君）、滨州医学院附属医院（许玲）、青岛大学医学院附属医院西院区（杨兴华）、青岛大学医学院附属医院东院区（董海、杨冰心）、威海市立医院（毕展建）、文登中心医院（康军阳）、青岛市立医院（胡丹）、烟台毓璜顶医院（刘鲁沂、王静）、济宁医学院附属医院（杜西亚）、滨州市人民医院（尹睿）]

（姜志明　解　建）

三、2011年山东省三级医院ICU病原菌耐药性监测

摘要：目的 了解2011年山东省34家医院来源于重症医学科临床分离病原菌的耐药情况，为制定抗感染方案提供参考。**方法** 采用纸片扩散法对临床分离菌株进行药敏试验，使用WHONET 5.6软件进行分析。**结果** 共收集临床分离病原菌11407株，其中：革兰氏阴性杆菌9688株，84.9%；革兰阳性球菌1205株，10.6%；真菌514株，4.5%。前五位为：鲍曼不动杆菌3002株，26.37%；铜绿假单胞菌2561株，22.45%；肺炎克雷伯杆菌2027株，17.77%；金黄色葡萄球菌1049株，7.84%；大肠埃希氏杆菌894株，7.37%。鲍曼动杆菌对亚胺培南、美罗培南的耐药率分别为81.28%、81.91%，铜绿假单胞菌对亚胺培南、美罗培南的耐药率分别为46.09%、45.76%。耐甲氧西林金黄色葡萄球菌、耐甲氧西林表皮葡萄球菌、溶血葡萄球菌的检出率为81.43%、79.82%、93.62%，未检出耐万古霉素、替考拉宁、利奈唑胺的葡萄球菌属。屎肠球菌、粪肠球菌中，检出4.03%、1.23%对替考拉宁耐药，3.81%、3.13%对万古霉素耐药，0.53%、1.59%对利奈唑胺耐药。**结论** 山东省ICU临床分离病原菌革兰氏阴性杆菌占绝大部分，细菌的耐药呈明显增长趋势，必须给予重视。

关键词：重症医学科；细菌分布；耐药性

重症医学科（ICU）病原菌耐药性日益增长，因此需及时掌握病原菌耐药的流行病学资料。本调查研究，山东省ICU细菌耐药监测协作网2011年34家三级医院ICU，临床分离到的病原菌，进行耐药性分析，为制定抗感染方案提供参考，报道如下。

1 资料和方法

1.1 病原菌来源

山东省34家三级医院ICU 2011年1月1日到12月31日，临床收集到的病原菌。

1.2 病原菌鉴定方法

为API，VITEK，Microscan，或手工鉴定。

1.3 抗菌药物药物敏感试验方法

纸片扩散法。

1.4 统计学分析

采用WHONET 5.6软件，进行抗菌药物耐药性结果的统计学分析。

2 结果

2.1 病原菌菌种

全年收集临床分离病原菌11407株，其中革兰氏阴性杆菌9688株，84.9%；革兰阳性球菌1205株，10.6%；真菌514株，4.5%。前五位为：鲍曼不动杆菌3002株，26.37%；铜绿假单胞菌2561株，22.45%；肺炎克雷伯杆菌2027株，17.77%；金黄色葡萄球菌894株，7.84%；大肠埃希氏杆菌841，7.37%。病原菌构成比见表1。

2.2 分离到的病原菌对抗菌药物的耐药性

2.2.1 革兰阳性球菌对抗菌药物的耐药性

2.2.1.1 葡萄球菌属 共分离葡萄球菌属1059株，包括金黄色葡萄球菌，表皮葡萄球菌，溶血葡萄球菌，其他葡萄球菌。耐甲氧西林金黄色葡萄球菌、耐甲氧西林表皮葡萄球菌和溶血葡萄球菌的检出率为81.43%，79.82%，93.62%。均未检出对糖肽类、恶唑烷酮类抗菌药物胺耐药的葡萄球菌。主要葡萄球菌属对抗菌药物耐药性见表2。

表1 ICU病原菌构成比(%)

Table 1. Distribution of bacterial species in the ICU（%）

病原菌	株数	构成比
革兰阴性杆菌	9688	84.90
鲍曼不动杆菌	3002	26.37
铜绿假单胞菌	2561	22.45
肺炎克雷白杆菌	2027	17.77
奇异变形杆菌	295	2.59
嗜麦芽窄食单胞菌	275	2.41
阴沟肠杆菌	239	2.10
黏质沙雷菌	181	1.59
洋葱伯克霍尔德菌	74	0.65
产气肠杆菌	55	0.48
弗劳地枸橼酸菌属	46	0.40
产碱杆菌	41	0.36
洛菲氏不动杆菌	19	0.17
黄杆菌属	16	0.14
大肠埃希氏杆菌	841	7.37
其他	16	0.15
革兰阳性球菌	1205	10.60
金黄色葡萄球菌	894	7.84
屎肠球菌	119	1.04
表皮葡萄球菌	114	1.00
溶血葡萄球菌	47	0.41
粪肠球菌	27	0.24
其他	4	0.04
真菌	514	4.50
白色念珠菌	219	1.92

续表

病原菌	株数	构成比
热带念珠菌	154	1.35
光滑念珠菌	112	0.98
近平滑念珠菌	22	0.19
克柔念珠菌	6	0.05
曲霉菌	1	0.01
合计	11047	100.00

表2 葡萄球菌属对抗菌药物的耐药率（%）

Table 2. Antimicrobial resistance rates of Staphylococcus species（%）

抗菌药物	金黄色葡萄球菌		表皮葡萄球菌		溶血葡萄球菌	
	（*n*=894）	（*n*=114）	（*n*=47）	（*n*=894）	（*n*=114）	（*n*=47）
	株数	耐药率	株数	耐药率	株数	耐药率
青霉素	894	97.01	114	89.69	47	100.00
苯唑西林	894	81.43	114	79.82	47	93.62
头孢唑林	280	90.00	58	53.13	47	87.60
红霉素	892	85.20	114	84.40	47	87.04
克林霉素	717	74.48	73	67.12	46	55.26
庆大霉素	856	79.09	94	60.64	38	73.47
利福平	793	63.81	114	20.72	47	16.07
左氧氟沙星	642	74.61	84	64.29	46	54.35
环丙沙星	599	82.64	88	58.62	25	88.00
万古霉素	894	0.0	114	0.0	47	0.0
替考拉宁	543	0.0	87	0.0	47	0.0
利奈唑胺	736	0.0	96	0.0	38	0.0

注：R.耐药率；I.中介率；S.敏感率。

2.2.1.2 肠球菌属 分离出屎肠球菌、粪肠球菌119株，27株。屎肠球菌、粪肠球菌中对万古霉素、替考拉宁、利奈唑胺的耐药率为，3.81%、3.13%，4.03%、1.23%，0.53%、1.59%。屎肠球菌、粪肠球菌对抗菌药物的耐药率见表3。

2.2.2. 革兰阴性杆菌对抗菌药物的耐药率

2.2.2.1 肠杆菌科 头孢菌素类抗菌药物对肠杆菌科细菌的耐药性，呈增长趋势。对哌拉西林他唑巴坦、头孢哌酮舒巴坦具有较好的敏感率，对碳青霉烯类抗菌药物具有很好敏感率。肠杆菌科细菌对抗菌药物的耐药率见表4.表5。

2.2.2.2 非发酵菌 临床应用的大部分抗菌药物，对非发酵菌均具有较高耐药性，特别是鲍曼不动杆菌，对亚胺培南、美罗培南的耐药率为81.28%、81.91%，铜绿假单胞菌对亚胺培南、美罗培南的耐药率为46.09%、45.76%。主要非发酵菌对常见抗菌药物的耐药率见表6。

表3 屎肠球菌、粪肠球菌对常见抗菌药物的耐药率(%)

Table 3. Antimicrobial resistance rates of Enterococcus species (%)

抗菌药物	屎肠球菌（*n*=119）		粪肠球菌（*n*=27）	
	株数	耐药率	株数	耐药率
青霉素	119	98.08	27	87.44
苯唑西林	119	97.31	27	88.89
头孢唑林	43	95.45	23	86.96
红霉素	119	93.75	27	71.21
克林霉素	36	80.00	22	67.5
庆大霉素	119	81.46	24	72.73
利福平	119	75.51	27	48.84
左氧氟沙星	119	88.17	23	63.49

续表

抗菌药物	屎肠球菌（*n*=119）		粪肠球菌（*n*=27）	
	株数	耐药率	株数	耐药率
万古霉素	119	3.81	27	3.13
替考拉宁	119	4.03	27	1.23
利奈唑胺	96	0.53	14	1.59

表4　肠杆菌科细菌对常见抗菌药物的耐药率（%）

Table 4. Antimicrobial resistance rates of Enterobacteriaceae species（%）

抗菌药物	肺炎克雷伯杆菌（*n*=2027）		大肠埃希氏杆菌（*n*=841）		奇异变形杆菌（*n*=295）	
	株数	耐药率	株数	耐药率	株数	耐药率
阿米卡星	2027	36.26	841	19.14	295	12.88
氨曲南	1380	73.85	678	55.33	237	40.51
氨苄西林	1608	99.38	523	92.35	224	71.43
氨苄西林/舒巴坦	1192	80.15	508	81.53	211	24.64
哌拉西林	1502	72.92	592	76.50	275	48.36
哌拉西林/他唑巴坦	1836	28.68	711	20.57	279	5.90
阿莫西林/克拉维酸	766	53.39	385	36.01	117	25.00
头孢呋辛	1010	71.88	368	82.12	126	63.49
头孢曲松	2027	78.44	841	66.51	295	43.05
头孢他啶	2027	60.41	841	50.65	295	36.94
头孢噻肟	1172	69.54	538	76.27	198	53.54
头孢吡肟	2027	53.15	841	52.76	295	41.79
头孢哌酮/舒巴坦	1085	16.22	525	6.56	168	7.74
亚胺培南	2027	1.10	841	0.52	295	0.96
美罗培南	1124	1.96	591	1.02	186	0.54

续表

抗菌药物	肺炎克雷伯杆菌（n=2027）		大肠埃希氏杆菌（n=841）		奇异变形杆菌（n=295）	
	株数	耐药率	株数	耐药率	株数	耐药率
环丙沙星	2027	46.92	841	67.81	295	57.30
左氧氟沙星	2027	46.90	708	67.27	213	49.77

表5 肠杆菌科细菌对常见抗菌药物的耐药率（%）

Table 5. Antimicrobial resistance rates of Enterobacteriaceae species（%）

抗菌药物	粘质沙雷菌（n=181）		阴沟肠杆菌（n=239）	
	株数	耐药率	株数	耐药率
阿米卡星	181	26.52	239	25.52
氨曲南	133	41.84	166	60.48
氨苄西林	135	93.33	143	97.20
氨苄西林/舒巴坦	89	88.76	126	84.80
哌拉西林	144	53.47	176	59.66
哌拉西林/他唑巴坦	173	11.11	221	28.17
阿莫西林/克拉维	61	61.67	183	92.77
头孢呋辛	51	72.92	147	79.59
头孢曲松	181	66.22	239	59.83
头孢他啶	181	31.66	239	54，72
头孢噻肟	64	57.41	166	55.42
头孢吡肟	181	30.54	239	38.07
头孢哌酮/舒巴坦	122	26.17	157	27.39
亚胺培南	181	4.84	239	4.14
美罗培南	101	2.02	192	1.55
环丙沙星	181	31.30	239	22.30
左氧氟沙星	147	38.93	179	40.22

表6　主要非发酵菌对常见抗菌药物的耐药率（%）

Table 6. Antimicrobial resistance rates of Non-fermentative gram negative organisms（%）

抗菌药物	鲍曼不动杆菌		铜绿假单胞菌		嗜麦芽窄食单胞菌		洋葱伯克霍尔德菌	
	（n=3002）	（n=2561）	（n=275）	（n=74）	（n=3002）	（n=2561）	（n=275）	（n=74）
	株数	耐药率	株数	耐药率	株数	耐药率	株数	耐药率
阿米卡星	3002	74.08	2561	34.87	275	65.82	74	72.97
氨曲南	1380	89.71	2426	54.00	216	77.78	45	44.44
氨苄西林	713	97.62	649	95.99	165	92.12	57	84.21
氨苄西林/舒巴坦	2192	73.08	752	91.89	191	92.67	51	82.61
哌拉西林	2181	89.64	2021	54.68	185	65.41	66	34.78
哌拉西林/他唑巴坦	2052	82.16	2475	46.10	224	52.68	69	30.00
阿莫西林/克拉维酸	919	97.71	867	85.63	103	53.85	52	90.00
头孢呋辛	184	84.21	333	76.88	61	40.98	26	88.89
头孢曲松	1514	90.16	2561	83.75	275	65.25	74	52.54
头孢他啶	3002	88.05	2561	43.00	275	47.96	74	16.79
头孢噻肟	1477	92.76	666	81，83	112	52.68	45	36.09
头孢吡肟	3002	84.56	2561	38.83	275	58.70	75	20.07

续表

抗菌药物	鲍曼不动杆菌		铜绿假单胞菌		嗜麦芽窄食单胞菌		洋葱伯克霍尔德菌	
	（n=3002）	（n=2561）	（n=275）	（n=74）	（n=3002）	（n=2561）	（n=275）	（n=74）
	株数	耐药率	株数	耐药率	株数	耐药率	株数	耐药率
头孢哌酮/舒巴坦	2112	31.96	1651	30.28	190	24.21	51	11.76
亚胺培南	3002	81.28	2561	46.09	…	…	75	56.76
美罗培南	1946	81.91	1687	45.76	…	…	62	15.00
环丙沙星	3002	86.08	1422	48.45	275	44.30	75	58.06
左氧氟沙星	2519	84.32	2174	53.96	275	16.13	75	27.16

5 讨论

ICU病原菌构成仍以革兰阴性杆菌为主，与2010年的监测结果[1]比较，鲍曼不动杆菌超过铜绿假单胞菌，升到第一位，说明鲍曼不动杆菌感染应引起高度重视。韩国学者的研究也表明，鲍曼不动杆菌为ICU感染最常见，致死率最高的病原菌[2]。

与2010年比较，革兰阳性球菌对苯唑西林的耐药率，进一步增高，仍未发现对糖肽类、恶唑烷酮类抗菌药物耐药的葡萄球菌属。但发现对糖肽类、恶唑烷酮类抗菌药物耐药的屎肠球菌、粪肠球菌，这给我们警示，应关注耐药革兰阳性球菌导致的重症感染。特别对万古霉素耐药的肠球菌，目前在国内发生率，较前几年增高[3]，应高度重视。

β内酰胺类/β内酰胺酶抑制剂复方制剂类抗菌药物，临床广泛应用于治疗肠杆菌感染，取得良好疗效，与其对肠杆菌科细菌耐药率较低有关，这得到我们监测数据支持。肠杆菌科细菌对碳青酶烯类抗菌药物，具有非常高的敏感率，但也发现对碳青酶烯类抗菌药物耐药的肠杆菌科细菌，这警示我们应合理使用碳青酶烯类抗菌药物。

非发酵菌对抗菌药物的耐药性仍处于较高水平，尤其鲍曼不动杆菌、铜绿假单胞菌，对包括碳青霉烯类在内的抗菌药物耐药率，均已＞70%。这提醒我们，治疗非发酵菌感染，抗菌药物种类的选择，极其重要，直接决定患者预后[4]。

ICU病原菌耐药性的日渐增强，要求我们做好病原菌耐药性监测工作，为临床抗菌药物的应用，提供参考。

参考文献

[1] 姜志明，解建.2010年山东省三级医院ICU细菌耐药性监测[J].中华医院感染学杂志，2012，22(2)：374-377.

［2］Won SC，Su HK，Eun GJ，et al. Nosocomial outbreak of carbapenem-resistant acinetobacter baumannii in intensive care units and successful outbreak control program［J］.J Korean Med Sci，2010 25（7）：999–1004.

［3］杨启文，王辉，徐英春，等.2009年中国13家教学医院院内感染病原菌的抗生素耐药性监测［J］.中华检验医学杂志，2011，34（5）：422–430.

［4］Philippe M，Hervé D，Rémy G，et al. Strategies of initiation and streamlining of antibiotic therapy in 41 French intensive care units［J］.Crit Care，2011，15（1）：R17–29.

（姜志明　解　建）

四、2012年山东省ICU病原菌耐药性监测

摘要：目的 了解2012年山东省34家医院来源于重症医学科，临床分离病原菌的耐药情况，为制定抗感染方案提供参考。**方法** 采用纸片扩散法对临床分离菌株进行药敏试验，使用WHONET 5.6软件进行分析。**结果** 共收集临床分离病原菌8208株，其中：革兰阴性杆菌6374株，77.64%；革兰阳性球菌1066株，12.99%；真菌768株，9.36%。前五位为：铜绿假单胞菌1912株，23.29%；鲍曼不动杆菌1809株，22.04%；肺炎克雷伯杆菌1098株，13.38%；大肠埃希菌641株，7.81%；金黄色葡萄球菌622株，7.58%。铜绿假单胞菌对亚胺培南、美罗培南的耐药率分别为46.18%、45.97%，鲍曼不动杆菌对亚胺培南、美罗培南的耐药率分别为84.91%、83.42%。耐甲氧西林金黄色葡萄球菌、耐甲氧西林表皮葡萄球菌、溶血葡萄球菌的检出率为70.90%、81.74%、88.06%，未检出耐万古霉素、替考拉宁、利奈唑胺的葡萄球菌属。屎肠球菌、粪肠球菌中，分别检出6.16%、1.21%对万古霉素耐药，5.03%、1.21%对替考拉宁耐药，2.52%、1.92%对利奈唑胺耐药。**结论** 山东省ICU临床分离病原菌革兰阴性杆菌占绝大部分，病原菌的耐药性呈明显增长趋势，必须给予重视。

关键词： 重症医学科；细菌分布；耐药性

重症医学科（ICU）病原菌耐药性日益增长，因此，需及时掌握病原菌耐药性的流行病学资料。本调查研究，山东省ICU细菌耐药监测协作网34家成员单位，2012年临床分离到的病原菌，进行耐药性分析，为制定抗感染方案提供参考，报道如下。

1　资料和方法

1.1　病原菌来源

山东省ICU细菌耐药监测协作网34家成员单位，2012年1月1日到12月31日，临床收集到的病原菌。

1.2　病原菌鉴定方法

为API，VITEK，Microscan。

1.3　抗菌药物药物敏感试验方法

纸片扩散法。

1.4　统计学分析

采用WHONET 5.6软件，进行抗菌药物耐药性结果的统计学分析。

2　结果

2.1　病原菌菌种

全年收集临床分离病原菌8208株，其中：革兰阴性杆菌6374株，77.64%；革兰阳性球菌1066株，12.99%；真菌768株，9.36%。前五位为：铜绿假单胞菌1912株，23.29%；鲍曼不动杆菌1809株，22.04%；肺炎克雷伯杆菌1098株，13.38%；大肠埃希菌641株，7.81%；金黄色葡萄球菌622株，7.58%。病原菌构成比见表1。

2.2　分离到的病原菌对抗菌药物的耐药性

2.2.1　革兰阳性球菌对抗菌药物的耐药性

2.2.1.1　葡萄球菌属　共分离葡萄球菌属804株，包括金黄色葡萄球菌，表皮葡萄球菌，溶血葡萄球菌。耐甲氧西林金黄色葡萄球菌、耐甲氧西林表皮葡萄球菌和溶血葡萄球菌的检出率为70.90%、81.74%、88.06%。均未检出对糖肽类、恶唑烷酮类抗菌药物耐药的葡萄球菌。葡萄球菌属对常见抗菌药物耐药性见表2。

2.2.1.2　肠球菌属　分离出屎肠球菌、粪肠球菌179株，83株。屎肠球菌、粪肠球菌中，分别检出6.16%、1.21%对万古霉素耐药，5.03%、1.21%对替考拉宁耐药，2.52%、1.92%对利奈唑胺耐药。屎肠球菌、粪肠球菌对常见抗菌药物的耐药率见表3。

2.2.2. 革兰阴性杆菌对抗菌药物的耐药率

2.2.2.1 肠杆菌科 头孢菌素类抗菌药物对肠杆菌科细菌的耐药率，呈增长趋势。对哌拉西林/他唑巴坦、头孢哌酮/舒巴坦具有较好的敏感率，对碳青霉烯类抗菌药物具有很好敏感率。肠杆菌科细菌对抗菌药物的耐药率见表4。

2.2.2.2 非发酵菌 临床应用的大部分抗菌药物，对非发酵菌均具有较高耐药率，特别是铜绿假单胞菌对亚胺培南、美罗培南的耐药率分别为46.18%、45.97%，鲍曼不动杆菌对亚胺培南、美罗培南的耐药率分别为84.91%、83.42%。非发酵菌对常见抗菌药物的耐药率见表5。

3 讨论

山东省ICU细菌耐药监测协作网，自2009年底成立以来，已联系监测3年山东省ICU病原菌耐药性情况，为指导临床抗菌药物的选择，提供了重要参考。该工作的开展，推动了山东省ICU病原菌流行病学监测工作，提高了山东省ICU抗菌药物的合理使用率，得到广大ICU同仁的认可和支持。

2012年山东省ICU细菌耐药监测协作网的监测结果：ICU所分离到的病原菌构成，与2010.2011年相同，仍以革兰阴性杆菌为主，但真菌的检出率明显增高。2012年分离病原菌，前五位排序为：铜绿假单胞菌、鲍曼不动杆菌、肺炎克雷伯杆菌、大肠埃希菌、金黄色葡萄球菌。与2010年[1]、2011监测结果比较，前五位病原菌未变，但排序略有变动。铜绿假单胞菌仍有很高发生率，而鲍曼不动杆菌发生率明显增高，说明ICU鲍曼不动杆菌感染应引起高度重视。韩国学者的研究也表明，多重耐药鲍曼不动杆菌，正成为ICU感染最常见，致死率最高的致病菌[2]。

2012年的监测发现：与2010年、2011年比较，ICU所分离的革兰阳性球菌对苯唑西林的耐药率，呈进一步增高趋势，但仍未发现对糖肽类、恶唑烷酮类抗菌药物耐药的葡萄球菌属。但是，屎肠球菌、粪肠球菌中均已发现对糖肽类、恶唑烷酮类抗菌药物耐药的菌株。这给我们以警示，日益增长的革兰阳性球菌耐药性，应引起我们特别重视耐药革兰阳性球菌导致的重症感染。特别是对万古霉素耐药的肠球菌，目前在国内发生率，较前几年增高[3]，且病死率高，应引起高度重视。

2012年的监测发现：肠杆菌科细菌，对抗菌药物耐药情况非常严峻。ICU分离到的肠杆菌科细菌排名前三位，肺炎克雷伯杆菌、大肠埃希菌以及奇异变形杆菌。临床上最常用的抗菌药物，如头孢菌素类，单环类，喹诺酮类，目前对肠杆菌科细菌的耐药率，几乎均已经＞30%。β 内酰胺类/β 内酰胺酶抑制剂复方制剂类抗菌药物，目前在临床广泛使用，且具有良好疗效，这与其对肠杆菌科细菌耐药率相对较低有关，这得到我们监测数据的支持。尤其临床应用较多的哌拉西林/他唑巴坦、头孢哌酮/舒巴坦，对肠杆菌科细菌具有较好的敏感率，均＞70%。阿米卡星对大肠埃希菌、奇异变形杆菌和阴沟肠杆菌有较好的敏感性，均＞80%。肠杆菌科细菌对碳青霉烯类抗菌药物，具有非常高的敏感率，均＞90%。这给临床治疗肠杆菌感染，抗菌药物的选择提供了很好的参考。质粒介导的ESBLs和AmpC是肠杆菌科细菌对β 内酰胺类药物的主要耐药机制[4]。碳青霉烯类抗菌药物耐药的肠杆菌科细菌，主要耐药机制为产KPC-2酶或外膜蛋白[5]。我们的监测发现，对碳青霉烯类抗菌药物耐药的肠杆菌科细菌，发生率有增长趋势，这警示我们，应合理使用碳青霉烯类抗菌药物，防止进一步筛选出多重耐药、泛耐药的肠杆菌科细菌。

2012年的监测发现：非发酵菌占所有分离到的病原菌51.17%，与2010年、2011年比较，比例变化不明显，但占所有病原菌的比例仍很高，并且其对抗菌药物的耐药率仍处于较高水平。铜绿假单胞菌对阿米卡星的耐药率较低，为28.35%，对其他抗菌药物的耐药率均＞30%。其对头孢哌酮/舒巴坦、头孢吡肟、左氧氟沙星的耐药率，为33.19%、35.72%、38.13%，相对较低。鲍曼不动杆菌对抗菌药物的耐药率呈增长趋势，对头孢哌酮/舒巴坦的耐药率（42.78%）相对较低，对阿米卡星的耐药率为72.69%，对包括碳青霉烯类抗菌药物在内的其他抗菌药物耐药率，均已经＞80%。嗜麦芽窄食单胞菌对左氧氟沙星、头孢哌酮/舒巴坦的耐药率较低，为19.89%、21.97%，对其他抗菌药物的耐药率均＞50%，说明治疗嗜麦芽窄食单胞菌感染，左氧氟沙星仍是首选，也可以考虑头孢哌酮/舒巴坦。非发酵菌的高耐药率提醒我们：非发酵菌临床抗感染治疗，抗菌药物种类的选择，时机的选择，用量的选择，极其重要，否则直接影响患者的预后[6]。

ICU病原菌耐药性的日渐增长，要求我们有紧迫感、责任感，进一步做好病原菌耐药性监测工作，定期通报病原菌耐药情况，为临床合理应用抗菌药物提供科学参考。

表1　ICU病原菌构成比（%）

Table 1.　Distribution of bacterial species in the ICU（%）

病原菌	株数	构成比%
革兰阴性杆菌	6374	77.65
铜绿假单胞菌	1912	23.29
鲍曼不动杆菌	1809	22.04
肺炎克雷伯杆菌	1098	13.38
大肠埃希菌	641	7.81
嗜麦芽窄食单胞菌	362	4.41
奇异变形杆菌	213	2.59

续表

病原菌	株数	构成比%
阴沟肠杆菌	127	1.55
洋葱伯克霍尔德菌	117	1.43
产气肠杆菌	79	0.96
其他	16	0.19
革兰阳性球菌	1066	12.99
金黄色葡萄球菌	622	7.58
屎肠球菌	179	2.18
表皮葡萄球菌	115	1.40
粪肠球菌	83	1.01
溶血葡萄球菌	67	0.82
真菌	768	9.36
白色念珠菌	413	5.03
热带念珠菌	162	1.97
光滑念珠菌	93	1.13
烟曲霉	46	0.56
近平滑念珠菌	33	0.40
克柔念珠菌	21	0.26
合计	8208	100.00

表2　葡萄球菌属对常见抗菌药物的耐药率(%)

Table 2.　Antimicrobial resistance rates of Staphylococcus species(%)

抗菌药物	金黄色葡萄球菌(*n*=622)			表皮葡萄球菌(*n*=115)			溶血葡萄球菌(*n*=67)		
	株数	耐药株数	耐药率	株数	耐药株数	耐药率	株数	耐药株数	耐药率
青霉素	622	581	93.41	115	101	87.83	67	60	89.55
苯唑西林	622	441	70.90	115	94	81.74	67	59	88.06

续表

抗菌药物	金黄色葡萄球菌（n=622）			表皮葡萄球菌（n=115）			溶血葡萄球菌（n=67）		
	株数	耐药株数	耐药率	株数	耐药株数	耐药率	株数	耐药株数	耐药率
头孢唑林	293	245	83.62	85	72	84.71	56	47	83.93
红霉素	622	495	79.58	115	80	69.57	67	60	89.55
克林霉素	622	447	71.86	115	68	59.13	67	35	52.24
庆大霉素	622	479	77.01	115	61	53.04	67	49	73.13
利福平	622	406	65.27	115	9	7.83	67	10	14.93
左氧氟沙星	538	402	74.72	82	39	47.56	53	32	60.38
环丙沙星	523	373	71.32	74	51	68.92	48	27	56.25
万古霉素	622	0	0.00	115	0	0.00	67	0	0.00
替考拉宁	622	0	0.00	115	0	0.00	67	0	0.00
利奈唑胺	327	0	0.00	65	0	0.00	39	0	0.00

注：R.耐药率；I.中介率；S.敏感率。

表3　屎肠球菌、粪肠球菌对常见抗菌药物的耐药率（%）

Table 3.　Antimicrobial resistance rates of Enterococcus species（%）

抗菌药物	屎肠球菌（n=179）			粪肠球菌（n=83）		
	株数	耐药株数	耐药率	株数	耐药株数	耐药率
青霉素	179	167	93.30	83	63	75.90
苯唑西林	179	162	90.50	83	59	71.08
红霉素	179	164	91.62	83	64	77.11
克林霉素	179	158	88.27	64	49	76.56
庆大霉素	179	140	78.21	83	57	68.67
利福平	179	115	64.25	83	42	50.60
左氧氟沙星	132	116	87.88	59	31	52.54
环丙沙星	132	118	89.39	52	25	48.08
万古霉素	179	11	6.15	83	1	1.21
替考拉宁	179	9	5.03	83	1	1.21
利奈唑胺	119	3	2.52	52	1	1.92

表 4　肠杆菌科细菌对常见抗菌药物的耐药率（%）

Table 4.　Antimicrobial resistance rates of Enterobacteriaceae species（%）

抗菌药物	肺炎克雷伯杆菌（n=1098）			大肠埃希菌（n=641）			奇异变形杆菌（n=213）			阴沟肠杆菌（n=127）		
	株数	耐药株数	耐药率	株数	耐药株数	耐药率	株数	耐药株数	耐药率	株数	耐药株数	耐药率
阿米卡星	1098	215	19.58	641	75	11.70	213	32	15.02	127	16	12.60
氨曲南	708	430	60.73	460	324	70.43	155	40	25.81	85	38	44.71
氨苄西林	655	629	96.03	348	316	90.80	150	122	81.33	65	43	66.15
氨苄西林/舒巴坦	518	350	67.56	315	239	75.87	140	55	39.29	85	41	48.23
哌拉西林	587	433	73.76	284	222	78.17	120	60	50.00	61	32	52.46
哌拉西林/他唑巴坦	918	244	26.58	527	55	10.44	168	11	6.55	96	21	21.88
阿莫西林/克拉维酸	558	142	25.45	270	66	24.44	150	40	26.67	56	47	83.93
头孢曲松	1098	724	65.94	641	483	75.35	213	119	55.87	127	54	42.52
头孢他啶	1098	601	54.74	641	376	58.66	213	65	30.52	127	61	48.03
头孢噻肟	553	344	62.21	552	428	77.54	112	52	46.43	52	27	51.92
头孢吡肟	1098	523	47.63	641	374	58.35	213	58	27.23	127	27	21.26
头孢哌酮/舒巴坦	620	103	16.61	395	60	15.19	126	3	2.38	60	6	10.00

续表

抗菌药物	肺炎克雷伯杆菌（n=1098）			大肠埃希菌（n=641）			奇异变形杆菌（n=213）			阴沟肠杆菌（n=127）		
	株数	耐药株数	耐药率	株数	耐药株数	耐药率	株数	耐药株数	耐药率	株数	耐药株数	耐药率
环丙沙星	1098	408	37.16	641	481	75.04	213	93	43.66	127	50	39.37
左氧氟沙星	1098	395	35.97	641	464	72.39	213	95	44.60	127	38	29.92
亚胺培南	1098	25	2.28	641	22	3.43	213	8	3.76	127	7	5.51
美罗培南	670	13	1.94	412	9	2.18	126	3	2.38	60	2	3.33

表 5 非发酵菌对常见抗菌药物的耐药率（%）

Table 5. Antimicrobial resistance rates of Non–fermentative gram negative organisms（%）

抗菌药物	鲍曼不动杆菌（n=1809）			铜绿假单胞菌（n=1912）			嗜麦芽窄食单胞菌（n=362）			洋葱伯克霍尔德菌（n=117）		
	株数	耐药株数	耐药率	株数	耐药株数	耐药率	株数	耐药株数	耐药率	株数	耐药株数	耐药率
阿米卡星	1809	1315	72.69	1912	542	28.35	362	238	65.75	117	87	74.35
氨曲南	945	894	94.60	1517	829	54.65	202	159	78.71	75	36	46.15

续表

抗菌药物	鲍曼不动杆菌（n=1809）			铜绿假单胞菌（n=1912）			嗜麦芽窄食单胞菌（n=362）			洋葱伯克霍尔德菌（n=117）		
	株数	耐药株数	耐药率	株数	耐药株数	耐药率	株数	耐药株数	耐药率	株数	耐药株数	耐药率
氨苄西林	413	404	97.82	760	714	93.95	253	227	89.73	69	58	84.06
氨苄西林/舒巴坦	897	800	89.19	914	848	92.78	273	239	87.55	81	66	81.48
哌拉西林	890	814	91.46	1044	601	57.57	244	168	68.85	72	26	36.11
哌拉西林/他唑巴坦	1507	1324	87.86	1603	689	42.98	280	155	55.36	77	24	31.17
阿莫西林/克拉维酸	351	339	96.58	480	391	81.46	191	114	59.69	68	59	86.76
头孢曲松	1809	1657	91.60	1912	1659	86.77	362	245	67.68	117	69	58.97
头孢他啶	1809	1653	91.38	1912	801	41.89	362	180	49.72	117	24	20.51
头孢噻肟	689	609	88.39	682	571	93.72	187	115	61.50	76	29	38.16
头孢吡肟	1809	1567	86.62	1912	683	35.72	362	224	61.88	117	33	28.21
头孢哌酮/舒巴坦	1199	513	42.78	1148	381	33.19	173	38	21.97	76	11	14.47
环丙沙星	1809	1509	83.42	1912	822	42.99	362	187	51.66	117	71	60.68
左氧氟沙星	1809	1527	84.41	1912	729	38.13	362	72	19.89	117	36	30.77
亚胺培南	1809	1536	84.91	1912	883	46.18	…	…	…	117	67	57.26
美罗培南	1134	946	83.42	1192	548	45.97	…	…	…	76	10	13.16

参考文献

［1］姜志明，解建.2010年山东省三级医院ICU细菌耐药性监测［J］.中华医院感染学杂志，2012，22（2）：374-377.

［2］Won SC，Su HK，Eun GJ，et al. Nosocomial Outbreak of Carbapenem-Resistant Acinetobacter baumannii in Intensive Care Units and Successful Outbreak Control Program［J］. J Korean Med Sci，2010 25（7）：999-1004.

［3］杨启文，王辉，徐英春，等.2009年中国13家教学医院院内感染病原菌的抗生素耐药性监测［J］.中华检验医学杂志，2011，34（5）：422-430.

［4］Mario T，Teresa S，Maurizio S，et al. Bloodstream Infections Caused by Extended-Spectrum-β-Lactamase-Producing Klebsiella pneumoniae：Risk Factors，Molecular Epidemiology，and Clinical Outcome［J］.Antimicrob Agents Chemother，2006，50（2）：498-504.

［5］Lauderdale TL，Shi ZY，Lin CF，et al. KPC-2-Producing Sequence Type 11 Klebsiella pneumoniae Detected in Taiwan［J］.Antimicrob Agents Chemother，2012，56（4）：2207-2208.

［6］Philippe M，Hervé D，Rémy G，et al. Strategies of initiation and streamlining of antibiotic therapy in 41 French intensive care units［J］.Crit Care，2011，15（1）：R17-29.

（解　建　姜志明）